Infection
Isolation of Transmission Route

Healthcare
Based on User Behavior

Architecture
For Safety, Efficiency, Stability

감염병전문병원

이주랑

감염병전문병원

05 서문

1장
감염병전문병원이란?

12
개념
역사와 의의
기능과 특징

19
체계 및 시설기준
제1급 감염병
공기주의격리
체계 및 시설기준

40
공간구성요소
대상	행위
환자	출입
의료진	진료
물품	지원

53
건축계획요소
안전성	효율성	안정성
공간분리	관찰성	환기성
동선분리	접근성	지원성
완결성	편의성	

2장
감염병전문병원 건축계획 단계

73
배치계획
마스터플랜
동선체계계획
부서배치계획

102
부서계획
구역계획
영역계획
대상별 동선계획
단위공간배치계획

103
단위공간계획
입원진료실
통원 및 중앙진료실
이동영역

3장
감염병전문병원 공간구성

118
배치계획

121
부서계획
입원진료부문
병동부
중환자부

통원진료부문
선별진료소
이송센터
외래진료부

중앙진료부문
수술부
영상의학부
진단검사의학부
해부병리검사부

중앙공급부문
중앙공급부
소독부

189 맺음말

193 부록

Infection Healthcare Architecture

05 **PROLOGUE**

CHAPTER 1
What is the IDH*?
*Infectious Disease Hospital

12
Concept
History
Function

18
Organization & Guidelines
Infectious Disease
Isolation
Guidelines

40
Elements

Object	Activity
Patients	Access
HCW*	Diagnosis &
* Healthcare Wokers	Treatment
Supplies	Support

53
Configuration factors

Safety	Efficiency	Stability
Spatial Separation	Observability	Distraction
Traffic Separation	Accessibility	Supportability
Spatial integrity	Convenience	

CHAPTER 2
The stages of IDH architectural planning

73
Site planning
Master Plan
Circulation System
Department layout

102
Department planning
Zone
Area
Circulation
Units & Rooms Layout

103
Units & Rooms Planning
Inpatient Units
Outpatient & Surgery Units
Movement Areas

CHAPTER 3
Spatial organization of IDH

118
Site planning

121
Department planning
Inpatient Departments
 Wards
 ICUs

Outpatient Departments
 Screening clinic
 Transfer Center
 Outpatient department

Central Departments
 Surgery
 Radiology
 Diagnostic Laboratory
 Anatomic Pathology

Supply Departments
 Central Supply department
 Central Sterile Services department

189 **Epilogue**

193 **Appendix**

Prologue
서문

 이 책은 21세기에 등장한 신종 감염병에 대응하기 위해 인류가 고안한 물리적 환경의 집대성이라 할 수 있는 감염병전문병원에 대한 연구기록이다. 광복 이후 설립된 현대식 종합병원과 나병환자를 위한 일부 시설을 제외하면 21세기 이전에 국내에 감염병을 위한 전문시설은 없었다. 2003년 사스, 2009년 인플루엔자, 2014년 에볼라, 2015년 메르스 등 해외에서 유입된 신종 감염병으로 인해 세계보건기구의 대응 및 국내 관련 정책이 발현되었으며, 2020년 발생한 코로나바이러스감염증-19의 대유행으로 감염병전문병원에 대한 설립이 본격적으로 추진되었다. 2006년부터 추진된 국가지정입원치료병상 설치를 필두로 하여 감염병 입원치료시설이 운영 되고 있지만, 이를 제외한 중환자부, 외래부, 수술부 등 주요 진료부서는 일부 개조하거나 증축한 소규모시설로 현재 건립중이며, 아직 개원하여 운영해 본 사례가 거의 없고 운영 및 시설 기준의 적정성이 검증되지 않은 상태이다. 따라서, 필자의 감염병전문병원에 대한 연구는 관련 문헌과 설립예정인 권역감염병전문병원의 기본계획도면의 분석을 기반으로 이루어졌다. 감염병전문병원이 설립중으로 실제 공간 이용 현황이나 거주 후 평가 등이 이루어지지 못하여 아쉬우나, 2003년부터 발병한 신종 감염병에 대응하기 위해 고안한 물리적 환경에 대한 연구를 기록하고, 논의의 바탕을 마련한다는 점에 의미를 둔다.

필자는 건축공학과를 졸업하고 설계사무소 근무 후 건축사를 취득하고, 대구재활병원을 시작으로 십 년간 병원 건축 실무를 하였다. 설계자, 의료진, 병원 관계자, 시공자들과의 끊임없는 소통과 경험으로 완성된 공간을 이론적으로 설명하고자 병원 공간 연구를 하게 되었다. 병원 건축의 실무경험은 매번 바뀌는 의료 서비스의 내용과 사용자의 요구사항을 물리적 환경으로 완성하는 과정의 반복을 통해 의사결정의 효율성을 향상시킬 수 있었다. 하지만, 매번 바뀌는 사용자 요구사항 이외에 근본적으로 의료시설을 디자인하는 건축가가 스스로 점검해야 하는 요소들이 무엇인지 돌아볼 때, 그 기준을 헤아리기 어려웠다. 이러한 동기로 이 책을 통해 병원이 무엇인지? 병원의 공간은 무엇으로 이루어지는지? 공간 관계의 구조화를 위해 고려해야 하는 사항은 무엇인지에 대해서 정립한 체계를 소개하고자 한다. 책의 목차는 이러한 병원 개념, 공간구성 및 건축계획요소, 계획단계별 키워드를 중심으로 하였으며, 한글과 영문으로 구성하였다. 부록은 현재 건립 예정인 감염병전문병원의 기본계획도면의 분석 내용으로 3장의 부서별 공간구성의 토대가 된 데이터를 요약한 내용이다. 사례연구자료로서 관련 시설의 연구, 기획, 계획, 운영의 과정에서 목적에 맞게 소용되기를 바란다.

2000년 이후 천병상 이상의 대형 종합병원들의 신축 및 증축공사가 대거 진행되면서, 6.6m 모듈, 이중복도, 2개 간호단위로 구성된 병동부와 Hopital Street를 중심으로 한 공용 공간계획이 도심형 종합병원의 프로토타입으로 자리 매기게 되었다. 감염병전문병원은 새로운 모듈을 필요로 하는 1인 음압병실, 감염병 환자 및 오염물의 이동을 위한 전용 수직·수평 동선체계의 구축이 요구되며 이에 따라 새로운 유형의 병원 디자인이 시도되었다. 이것은 병원 디자인의 유형적 진화 과정이며, 최종적으로 다양한 의료시설의 디자인에 변화를 일으킬 것으로 예상된다. 따라서, 이 책을 통해 건축가, 의료진, 의료관계자들이 감염병전문병원의 공간구성에 대해서 심도 있게 살펴보는 것은 미래병원 디자인을 예측하는 데 있어 영감을 줄 수 있을 것이라 생각된다.

하늘 아래 새로운 것은 없다.
"There is nothing new under the sun"
- 전도서 1장 -

현재 각국에서 설치하고 있는 음압 병상은 1800년대 결핵의 전염성이 증명되고, 환자를 분리하여 치료하기 위해 마련하기 시작하여 20세기 스페인 독감으로 상용화되었으며, 감염병전문병원은 이러한 음압 치료 병상 운영을 기반으로 필요에 의해 진료구역이 점차 확대된 결과물이다. 코로나바이러스감염증-19(COVID-19) 종식의 선언으로 어쩌면, 이러한 결과의 흐름이 잠시 멈추어질 수 있겠으나, 미래의 새로운 질병에 대비할 수 있는 의료환경연구에 토대가 될 것임은 분명하다.

집필 과정 전반에 걸쳐 여러 문제를 곱씹게 해주신 채철균 교수님과 최광석 교수님께 감사를 표한다. 대구재활병원 등 여러 병원의 계획과 실무를 할 수 있게 해준 김태집 사장님과 동료들, 연세대학교 원주세브란스 기독병원의 이영희 원장님을 포함한 여러 병원장님과 병원 관계자 여러분들께 감사를 전한다. 집필 과정에서 지속적으로 세심하게 원고를 읽어주고 편집해준 박윤희 실장님과 도면의 분석 및 표현에 도움을 준 김초롱에게 많은 빚을 졌다. 원고를 읽어주며 나의 집필 과정이 외롭지 않게 함께해준 최지운, 조인영, 김민보, 김종균, 표지디자인을 해주신 김윤희 상무님과 원고를 세심하게 정리하고 디자인해 준 프로그래시브에 감사드리며, 마지막으로 책의 발간까지 함께 성장하며 끊임없이 나를 일으켜 세운 나의 두 딸들에게 이 책을 바친다.

1

감염병전문병원이란?

What is
the IDH*?

*Infectious Disease Hospital

감염병전문병원이란?

병원은 의료서비스를 제공하는 물리적 공간으로 의료지원체계의 틀 안에 존재하며 환자 건강회복을 위한 의료서비스 공급을 최적화해야 한다.

의료서비스란 넓은 의미에서 개인, 가족 및 지역사회의 건강을 유지·회복하거나 복지를 개선하기 위한 모든 활동을 의미하며, 좁은 의미로 병원 내에서 전문의료진이 제공하는 진료서비스를 의미한다.

진료서비스는 질병에 대한 예방, 검사, 진단, 치료, 재활의 포괄적인 서비스를 의미한다. 의료지원체계는 공공보건의료를 목표로 개인, 가정, 지역사회에 적절한 시기와 장소를 통해서 최적의 서비스를 제공받게하는 기층적, 구조적 과정의 틀로서 의료서비스의 제공자와 수요자와의 관계를 의미한다.

병원은 설립 주체, 병상규모, 환자의 재원기간 및 중증도 의료서비스의 전문성에 따라 다양하게 분류한다. 설립 주체에 따라 공공/민간병원으로 분류한다. 병상 규모에 따라 의원급/병원급/종합병원/상급종합병원으로 분류한다. 환자의 재원 기간에 따라 급성기/아급성기/장기요양병원으로 구분한다. 환자의 중증도에 따라 경증질환/일반질환/중증질환으로 분류한다. 특정 질환 및 특정 진료과목에 대하여 난이도가 높은 의료서비스를 제공하는 병원을 전문병원이라 한다.

감염병전문병원은 감염병의 연구·예방, 전문가 양성 및 교육, 환자의 진료 및 치료 등을 위한 시설, 인력 및 연구 능력을 갖춘 전문 의료서비스를 제공하는 물리적 공간으로 의료지원체계의 중개적 역할을 담당하며 공공보건의료의 중요한 지표가 되는 시설이다.

1.1 감염병전문병원의 개념

1.1.1 감염병전문병원의 역사와 의의

감염병은 인류건강에 중대한 위협이었으며, 이에 대응하는 감염병원은 공중보건에 중요한 역할을 해왔다.[1] 고대로부터 나병, 천연두, 콜레라, 결핵과 같은 감염병이 존재하였으며, 사원이나 고립된 공동체에서 이를 관리하였다. 중세시대 유럽 전역을 휩쓴 흑사병의 대유행으로 인해 전염병에 걸린 사람을 격리하여 보살피는 기관의 형태로 초기 감염병원이 형성되었다. 19세기 세균학의 발달로 감염원에 대처할 수 있는 현대식 병원이 설립되었다. 20세기 초 스페인 독감에 의해 수많은 사상자가 발생하며, 병원의 감염관리가 병원디자인의 중요한 요소가 되었고, 1960년대 최초의 음압병실이 도입되었다. 이후 20세기 중반 항생제와 백신의 발달로 감염병의 발생이 줄어들었고 병원의 수요가 감소하였지만, 감염병원 내 전문연구소를 통해 감염원을 조사하고 새로운 치료법과 백신을 연구하는 데 중요한 역할을 하였다. 감염병의 출현으로 인한 위협과 대응 속에서 의학기술이 발전하였으며 그에 따라 병원의 시설도 진화하였다.

표 1-1. 시기별 감염병원의 시설형태

구분	감염병	시설형태	비고
고대	나병, 천연두, 콜레라, 결핵	사원, 고립된 공동체	-
중세	흑사병	격리기관	대규모 감염병의 유행
19C	콜레라	현대식 감염병원	세균학의 발전
20C	스페인독감	음압병실도입	공조기술의 도입

---

1 Tatsuo Sakai1, Yuh Morimoto, The History of Infectious Diseases and Medicine, Pathogens 2022

19세기 유럽의 콜레라 대유행시 감염병의 지리·통계학적 분포를 통해 식수로 세균이 전파된다는 사실을 알게 되었으며 상하수도 시스템을 구축하여 공중보건을 확립하였다(그림1-1). 세균학의 발전으로 병의 근원을 과학적으로 밝히게 되었으며 이로 인해 병원은 종교적 공간, 돌보는 기관에서 전문 의료진이 질병을 입은 환자를 치유하는 공간으로 발전하였다. 또한 세균이 미생물에 의해 전파되므로 오염된 공기를 제거하는 환기가 치유환경의 중요한 요소가 되었으며 이로 인해 넓은 대지에 질병별로 분류된 분동 형태의 현대식 감염병병원이 등장하였다(그림1-2).

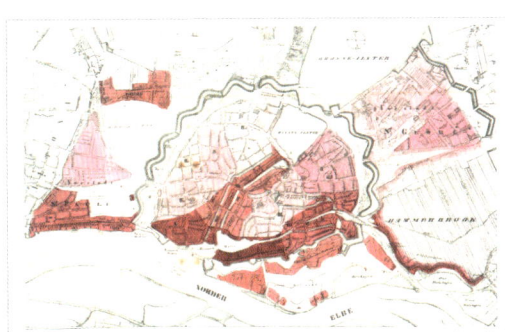 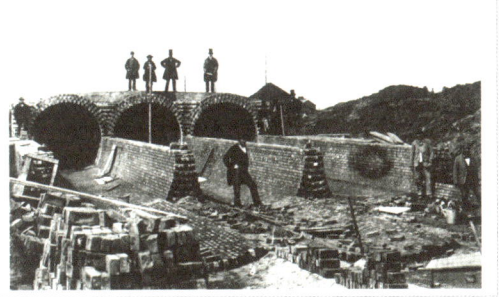

그림 1-1. 1800년대 콜레라 대유행에 대한 전염병 지도와 하수시스템 건설

(전염병지도:The map by Dr.J.N.C. rotheburg visualizes the choleras sourge of 1832 in Hamburg, Germany, 하수시스템:영국, 런던, 1859~1875)

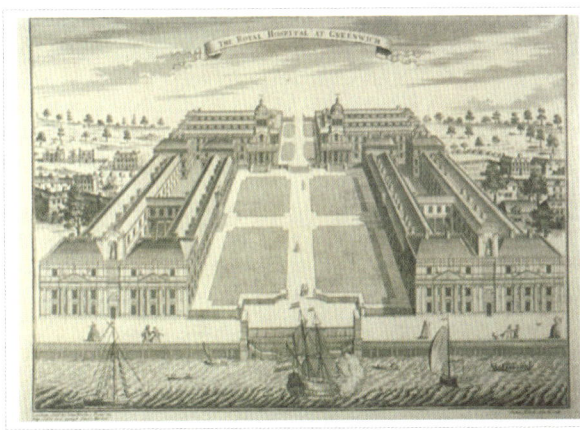 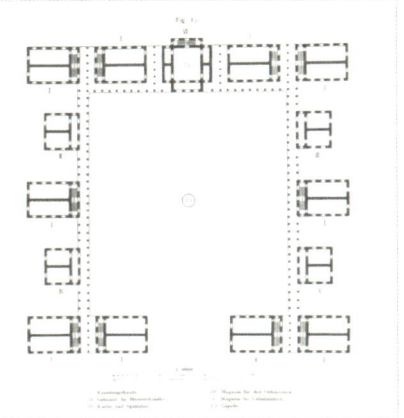

그림 1-2. 최초의 현대식 감염병원

출처 : Royal Hospital Chelsea, London, UK, Christopher When, 1682

표 1-2. 주요 국가별 감염병병원 사례

구분	일본 NCGM	홍콩 Princess Margaret Hospital IDC[2]	독일 샤리떼병원	영국 Royal Free Hospital	한국 국립중앙의료원
설립 주체	국립	국립	국(공)립 (대학병원)	국립(NHS)	공공
설립 시기	2004년	2007년	1810년 (베를린대학)	1828년	1958년 (2010년 특수법인출범)
감염병 전문치료시설 운영형태	국립 종합병원 (NCGM) 부속시설로 운영 (affiliation)	공공병원관리국 (hospital authority) 직영이지만, 내용적으로는 PMH에 위탁운영 (affiliation) 형태	샤리떼병원 운영	Royal Free Hospital(RFH) (NHS의 통제를 받음)	국립종합병원 2015년 메르스전담 중앙거점 의료기관 지정
모 병원 규모 (affiliated hospital)	병상수: 771 직원수: 2,871 의사수: 200 (전공의 280명 별도) 간호사수: 800	병상수: 1,753 직원수: 4,443 의사수: 417 간호사수: 1,558	병상수: 3,001 직원수: 8,546 의사수: 3,700 간호사수: 4,136	병상수: 839 직원수: 6,912	병상수: 492 (한방31) 직원수: 799 (기간제 180명 별도) 의사수: 109 (전공의 112명, 전임의 4명 별도) 간호사수: 355
감염병 전문치료시설 운영주체	국립병원(현재 공익법인으로 전환)인 CGM에 위탁운영	공공병원인 PMH에 위탁 운영(PMH: 감염병분야 홍콩최고병원)	샤리떼병원	RFH	보건복지부
신종 감염병 대응 중앙정부 및 방역 당국 협력체계	보건노동후생성, NIID, 검역사무소, NCGM 네 개 기관의 연계 및 협력체계	CHP(Center for Health Protection: KCDC 같은 조직), 공공병원관리국에서 신종 감염병 대응체계 구축 및 운영하며, IDC는 7개 병원 진료권 중 한 곳의 referral center 이자 홍콩의 중심 IDC임	각 주정부가 각각 수립함 연방수준의 전체적인 체계 없음	환자가 발생하면 군을 동원하여 모든 환자가 RFH로 후송함. NHS가 전권을 가지고 통제함	질병관리본부
감염병 전문치료시설 건물형태	별도 건물 2개층 사용, 다른 병원 건물과 연결통로 존재, 분리된 공조시스템 운영	16층 독립 건물, PMH 중앙동과 연결통로 설치	별도 건물(일본과 유사하지만 20병상으로 운영되고 있음)	병원 내 병동 중 일부를 개조하여 고도격리병상 2개	병원 내 병동(기존 병동 리모델링)

출처: 질병관리본부, 감염병전문병원 설립방안 연구개발, 2016, 해외 감염병전문병원 운영현황을 기반으로 재작성

---

2 IDC:Infectious Disease Center

21C 급성호흡기증후군, 에볼라바이러스, 중동호흡기증후군에 이은 COVID-19의 대규모 유행으로 인해 다시금 감염병전문병원의 필요성이 대두되고 있으며, 세계 각국에서 감염병전문병원의 설립을 추진하고 있다. 일본, 홍콩, 독일, 영국, 한국의 감염병병원의 사례는 표 1-2와 같다. 모병원의 센터로 독립형인 경우(홍콩), 모병원의 부속시설로 별동의 일부 층을 운영하는 경우(일본, 독일), 모병원의 일부를 리모델링하여 병상을 설치한 경우(영국, 한국)로 분류되며, 사례병원의 공통사항을 다음과 같이 종합하였다.

- 모병원에서 위탁운영
- 정부 및 방역당국체계와 협력체계를 이룸
- 감염통제를 위한 독립건물형태의 전문치료시설
- 독립 환기시스템
- 독립 폐수처리시스템 및 폐기물 멸균시설 설치
- BSL[3]-3 수준의 실험실 보유

1.1.2 감염병전문병원의 기능과 특징

1) 감염병전문병원의 기능

감염병전문병원의 주요 기능은 감염병의 연구, 전문가 양성을 위한 교육, 감염병환자의 진료이다.[4] 따라서 감염병전문병원은 교육, 연구, 임상치료의 통합적 기능을 수행한다. 통합적 기능의 수행은 전문가 양성, 진료 전문화, 병원의 혁신을 통한 시설의 진화를 이끌어내는 순환을 반복한다(그림 1-3).

그중 핵심이 되는 진료기능은 감염병에 대한 예방, 진단, 치료, 재활의 포괄적인 의료서비스의 제공을 의미하나, 현재는 입원격리병실을 중심으로 한 치료 서비스 시설에 치우쳐 있어 종합적인 진료기능을 수행하기 위한 시설의 구축이 요구된다.

---

3   생물안전등급(Bio Safety Level)
4   감염병의 예방 및 관리에 관한 법률 제 8조의 2 (감염병병원)

2) 감염병전문병원의 특징

- 신종 감염병 대응 및 확산 방지를 위한 국가 인프라로서, 감염진료전달체계 안에 존재한다.
- 고도의 격리·치료 등을 요하는 감염병 환자의 입원 및 관리를 위한 의료지원 네트워크[5]가 요구되며, 인적·물적자원의 신속한 접근을 위해 상급종합병원에 해당하는 모병원의 병설병원으로 운영된다.
- 감염병 대응의 최상위 시설로서, 병원감염관리의 기본적인 지침을 기반으로 최선의 감염 방지 대응 방안을 마련해야 하는 중추 기관이다.
- 격리에 따라 이동이 제한되는 환자와 감염병 환자 진료를 담당하는 의료진의 정신적·육체적 스트레스[6]에 대처할 수 있는 공간계획이 요구된다.

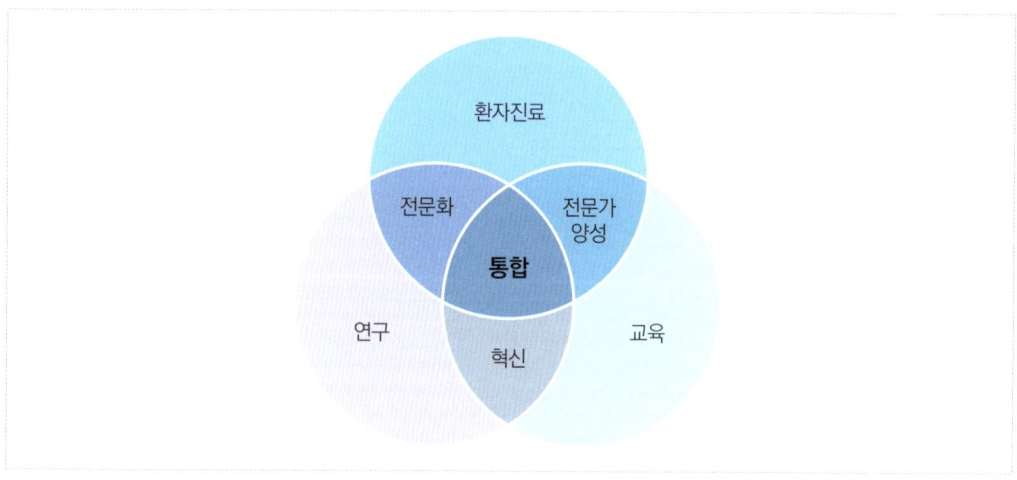

그림 1-3. 감염병전문병원의 기능

---

[5] 유진홍, 의료 관련 감염관리의 원론과 전망, J Korean Med Assoc. 2018 Jan; 61(1), pp.5-12
[6] ASPE, Impact of the COVID-19 Pandemic on the Hospital and Outpatient Clinician Workforce, ISSUE BRIEF, 2022

3) COVID-19 대규모 유행 이후 병원 건축의 경향

- 병원 내 감염관리의 중요성이 더욱더 증대되었다.
- 환자의 급등 및 변화하는 상황에 신속하게 대처할 수 있는 병원의 유연성(flexibility)이 요구된다.
- 공기감염에 대응할 수 있는 공조설비의 도입이 확대되었다.
- 대면 진료의 어려움으로 인해 원격 의료 기술의 적용과 개발이 확대되고 있다.
- 실내공간 이용의 제한으로 인한 실외공간의 중요성이 대두되고 있다.

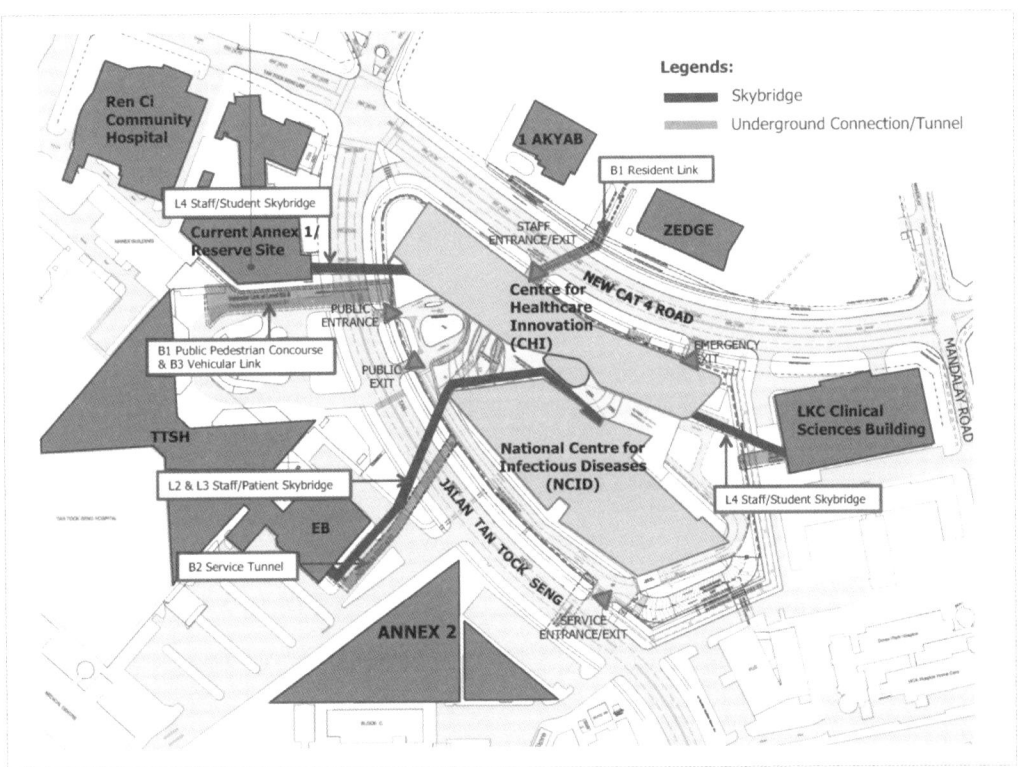

그림 1-4. 의료지원 네트워크 예시 Connectivity Between TTSH and NCID

출처: Eugene Fidelis Soh , Building for the Known Unknown-Development of the National Centre for Infectious Diseases, 2022, Annals, Academy of Medicine, Singapore, pp.582~587

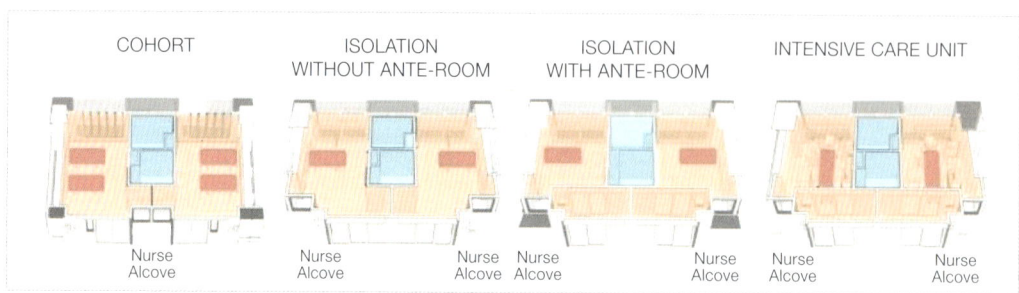

그림 1-5. Four types of patient rooms with easy convertibility
싱가포르 NCID(the National Centre for Infectious Diseases)

최근 싱가포르에 지어진 국립감염병센터(Natinal Center Infection Desease : NCID)의 마스터플랜(그림 1-4)은 모병원인 탄톡셍병원(Tan Tock Seng : TTS)과 의료혁신센터(Center for Healthcare Innovation : CHI) 간의 유기적인 연결을 보여준다. 싱가포르 국립감염병센터(NCID)의 격리병실의 4가지 유형은 그림 1-5와 같다. 그림의 왼편부터 전실이 없는 2인 병실, 전실이 없는 1인 병실, 전실이 있는 1인 병실, 중환자병상의 순으로 격리유형은 다르지만 같은 모듈시스템을 사용하여, 환자수요에 대응할 수 있는 리모델링이 유리하도록 설계되어 있다. 리모델링 시 기밀성과 안전성을 보장할 수 있는 차압테스트 등의 복잡한 과정이 요구되므로 단시간에 이루어지지는 않지만 예측할 수 없는 질병에 대응해야 하는 미래의 의료건물로서 새로운 건축환경을 개발하는 초석으로 보여진다. 헤르조그 드뫼롱이 2014 설계한 덴마크의 뉴노스질랜드병원(그림 1-6)은 자연에 둘러싸여 있으며 중앙에 정원이 있는 수평적 형태로 기존의 기능주의적인 경계에서 벗어난 유연하고 혁신적인 병원계획을 보여주는 사례이다.

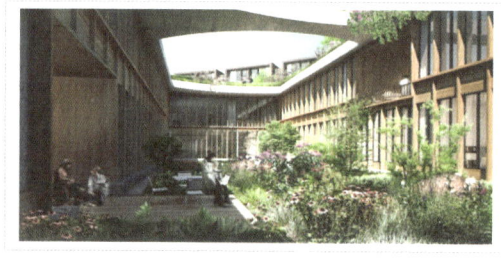 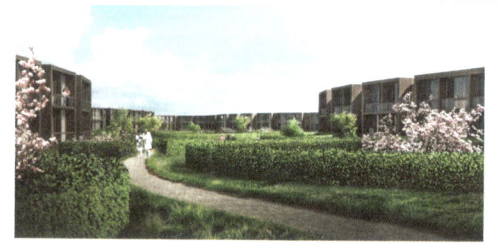

그림 1-6. 병원의 중정 및 외부정원공간 계획 사례
A Design manual hospital p4. New North Zealand Hospital, Herzog & de Meuron, 2014

1.2 감염병전문병원의 체계 및 시설 기준

1.2.1 제1급감염병

감염병전문병원에서 다루는 감염병은 감염병 중 특히 전파 위험이 높은 제1급법정 감염병 및 기타 질병관리청장이 고시한 감염병이다. 법정 감염병의 종류는 총 87종으로 치명률, 전파가능성, 격리수준에 따라 1급~4급으로 나뉜다(표 1-3). 제1급 감염병은 생물테러감염병 또는 치명률이 높거나 집단 발생의 우려가 커서 발생 또는 유행 즉시 신고, 음압격리와 같은 높은 수준의 격리가 필요한 감염병으로 에볼라바이러스병, 두창, 페스트, 탄저, 신종감염병증후군, 중증급성호흡기증후군(SARS) 등이 포함된다.

표 1-3. 법정감염병 분류 및 종류

구분	제1급감염병	제2급감염병	제3급감염병	제4급감염병
특성	생물테러감염병 또는 치명률이 높거나 집단 발생의 우려가 커서 발생 또는 유행 즉시 신고. 음압격리와 같은 높은 수준의 격리가 필요한 감염병 (17종)	전파가능성을 고려하여 발생 또는 유행 시 24시간 이내에 신고, 격리가 필요한 감염병 (21종)	발생을 계속 감시할 필요가 있어 발생 또는 유행 시 24시간 이내 신고하여야 하는 감염병 (26종)	유행 여부를 조사하기 위하여 표본감시 활동이 필요한 감염병 (23종)
종류	에볼라바이러스병 두창 페스트 탄저 신종감염병증후군[1] 중증급성호흡기증후군 (SARS) 중동호흡기증후군 (MERS) 동물인플루엔자 인체감염증 신종인플루엔자	결핵 수두 홍역 콜레라 장티푸스 A형간염 유행성이하선염 풍진 E형간염	파상풍 B,C형간염 일본뇌염 말라리아 레지오넬라증 비브리오패혈증 후천성면역결핍증 크로이츠펠트 지카바이러스 감염증	인플루엔자 매독(梅毒) 수족구병 임질 클라미디아감염증 다제내성아시네토박터바우마니균(MRAB) 감염증 장관감염증[2] 급성호흡기감염증[3] 해외유입기생충감염증[4]

감시 방법	전수감시	전수감시	전수감시	표본감시
신고	즉시	24시간 이내	24시간 이내	7일 이내
보고	즉시	24시간 이내	24시간 이내	7일 이내

1) 신종감염병증후군 : 급성출혈열증상, 급성호흡기증상, 급성설사증상, 급성황달증상 또는 급성신경증상을 나타내는 신종감염병증후군

2) 장관감염증 : 살모넬라균 감염증, 장염비브리오균 감염증, 장독소성대장균(ETEC) 감염증, 장침습성대장균(EIEC) 감염증, 장병원성대장균(EPEC), 감염증, 캄필로박터균 감염증, 클로스트리듐 퍼프린젠스 감염증, 황색포도알균 감염증, 바실루스 세레우스균 감염증, 예르시니아 엔테로콜리티카, 감염증, 리스테리아 모노사이토제네스 감염증, 그룹 A형 로타바이러스 감염증, 아스트로바이러스 감염증, 장내 아데노바이러스 감염증, 노로바이러스, 감염증, 사포바이러스 감염증, 이질아메바 감염증, 람블편모충 감염증, 작은와포자충 감염증, 원포자충 감염증

3) 급성호흡기감염증 : 아데노바이러스 감염증, 사람 보카바이러스 감염증, 파라인플루엔자바이러스 감염증, 호흡기세포융합바이러스 감염증, 리노 바이러스 감염증, 사람 메타뉴모바이러스 감염증, 사람 코로나바이러스 감염증, 마이코플라스마 폐렴균 감염증, 클라미디아 폐렴균 감염증

4) 해외유입기생충감염증 : 리슈만편모충증, 바베스열원충증, 아프리카수면병, 샤가스병, 주혈흡충증, 광동주혈선충증, 악구충증, 사상충증, 포충증, 톡소포자충증, 메디나충증

5) 신고 : 의사, 치과의사, 한의사, 의료기관의 장 → 관할 보건소로 신고

6) 보고 : 보건소장 → 특별자치도지사 또는 시장·군수·구청장 → 특별시장·광역시장·도지사 → 질병관리청으로 보고

출처 : 감염병의 예방 및 관리에 관한 법률(약칭:감염병예방법) 제2조(2021.10.19.)

1.2.1 공기주의 격리(Airborne precautions isolation)

격리는 감염자나 보균자 또는 감염이 의심되는 환자로부터 다른 환자나 직원이 감염되거나 미생물이 전파되는 것을 예방하여, 환자뿐만 아니라 보호자, 방문객, 직원, 병원 환경을 보호하기 위하여 실시하는 개념이다. 좁은 의미에서는 환자를 공간적으로 코호트(cohort)[7]하는 의미에서 사용할 수 있으나 넓은 의미에서 보면 감염의 전파경로에 따른 연결 고리를 차단함으로써 감염의 전파를 예방하는 모든 방법을 격리(isolation)라고 할 수 있다. 격리의 방법은 표준주의(Standard Precautions), 전파경로별 주의(Transmission-Based Precautions), 보호격리(Protective environments)로 나뉜다(표 1-4).

---

[7] 원인균, 환자의 상태 및 발생규모, 병실의 구조 등을 고려하여 비슷한 조건의 환자들을 한 병실 또는 한 공간에 모으는 것_의료관련감염 표준예방지침 용어정의참조

표 1-4. 격리지침의 종류

격리지침의 종류		
표준주의(Standard precautions)		
전파경로별 주의 (Transmission-Based precautions)		접촉주의(Contact precautions)
		비말주의(Droplet precautions)
		공기주의(Airborne precautions)
보호격리(Protective environments)		

표준주의는 의료기관 내에서 환자를 대상으로 하는 모든 처치와 기술, 간호를 하는 데 가장 기본적인 지침이다. 전파경로별 주의에는 접촉주의, 비말주의, 공기주의가 있다. 기본적으로 표준주의에 각각의 전파경로별 주의를 추가하여 준수해야 한다. 보호격리는 면역저하자의 진균으로부터 노출을 줄이기 위한 보호환경을 적용하는 것으로, 표준주의를 준수하며, 미생물 전파 방식에 따라 전파경로별 주의를 적용한다.[8]

21세기 등장한 신종감염병 중 사스, 독감, 메르스, 코로나는 모두 감염원이 바이러스이고, 사람을 숙주로 하며, 비말이나 공기로 인해 전파되는 감염병으로 공기주의 격리를 적용한다.

표 1-5. 감염전파경로

감염전파경로			주요 감염병
접촉 (Contact)	직접 접촉	진찰, 신체검진, 환자의 체위변경, 목욕과 같은 접촉과정에서 미생물이 전파	성병, 에볼라 바이러스 질병, B형 간염
	간접 접촉	오염된 기구나 장갑, 드레싱 등 오염된 물체를 매개로 미생물 전파	노로바이러스, MRSA, 클로스트리디오이데스 디피실(C. diff)

---

[8] 정선영, 격리방법길라잡이(Hanyang Medical Review), Vol3, 2011, p190

비말 (Droplet)	5μm를 초과하는 비교적 큰 입자들이 기침, 재채기, 대화, 또는 기관지 흡인, 기관지 내시경과 같은 특별한 처치 시 발생하여, 다른 사람의 결막이나, 비강, 또는 구강 점막에 튀어 감염을 전파시키는 경우(한계범위 3ft(약 1m))	인플루엔자, COVID-19, 수막염
공기매개 (Airborne)	미생물을 포함한 5μm 이하 작은 입자들이 공기 중에 떠다니다가 감수성이 있는 환자가 이를 흡입함으로 인해 전파되는 경우	결핵, 홍역, 수두
무생물매개체 (common vehicle)	오염된 음식, 물, 투약, 혈액, 기구 등을 통하여 미생물이 전파되는 경우	콜레라, 장티푸스, 식중독
생물매개체 (vector borne)	생물 매개체 전파는 모기, 파리, 쥐 등 생물체에 의해 미생물이 전파되는 경우	노로바이러스, MRSA, 클로스트리디오이데스 디피실(C. diff)

출처: 의료관련감염 표준예방지침(2017)

    공기주의 격리지침은 국내의 의료관련감염 표준예방지침에 명시되어있다. 질병관리본부에서 2005년도에 처음 개발되었고, 일부개정을 거쳐, 2017년도에 대한의료관련감염관리학회를 주축으로 하여 전면개정한 총괄지침을 마련하였다. 의료기관 내 감염관리를 위한 조직설치와 인력기준, 감염활동내용은 의료법[9]에 명시되어있으며, 설치대상은 현재 100개 이상의 병상을 갖춘 병원급 의료기관으로 되어있지만, 지속적으로 확대되고 있다. 지침의 기본요소는 크게 운영, 일반원칙, 환경관리와 보조적 조치로 나뉜다(표 1-6). 운영은 행정적인 요소로서 의료전달체계, 평가, 교육으로 이루어지며, 일반원칙은 표준예방지침의 기반이 되는 중요한 행동 요소로 손위생, 의료진을 위한 개인보호장비와 작업지침, 환자배치와 이송을 다루며, 환경관리는 주로 물품의 사용과 관련되며, 세탁물, 폐기물, 식기류와 관련된 지침을 다룬다. 보조적 조치는 예방(화학적 항균 및 소독, 면역 등) 및 방문객 관리를 다룬다.

---

9   의료법 시행규칙 제43조 감염관리위원회 및 감염관리실의 설치 등

표 1-6. 지침의 기본요소

구분	지침의 기본요소
운영	의료체계(Healthcare System)
	의료관련감염의 평가(Surveillance for Healthcare-Associated Infections)
	의료진, 환자 및 가족교육(Education of Healthcare workers, Patients, and Families)
일반 원칙	손위생(Hand Hygiene)
	의료진을 위한 개인보호장비(Personal Protective Equipment(PPE) for Healthcare Personnel)
	의료진이 혈액 매개 병원체에 노출되는 것을 방지하기 위한 안전한 작업지침(Safe Work Practices to Prevent Healthcare worker Exposure to Bloodborne Pathogens)
	환자배치(Patient Placement)
	환자이송(Transport of Patients)
환경 관리	환경관리(Environmental Measures)
	세탁물(Textiles and Laundry)
	폐기물(Solid Waste)
	식기류(Dishware and Eating Utensils)
보조적 조치	화학적(항균 및 소독)예방
	면역예방
	방문객관리

출처: CDC 2007 Guideline for isolation precautions,2022, p.43~67, Fundamental Elements Needed to Prevent Transmission of Infectious Agents in Healthcare Settings 를 기반으로 재작성

의료관련감염 표준예방지침의 주요 개발처는 국제보건기구(WHO)와 미국의 질병관리본부(CDC)이며, 영국의 NHS(National Health Service), 호주 NHMRC(National Health and Medical Research Council), 캐나다 PHAC(Public Health Agency of Canada)가 있다. 국제보건기구는 2004년 Practical guidelines for infection control in health care facilities를 발간한 이후 지속적으로 국제적인 감염예방관리 역량을 강화하고 환자 진료 시 안전한 의료 제공을 위해 과학적 근거를 바탕으로 국제적으로 통용될 수 있는 지침을 개발하고, 배포하고 있다. 미국의 질병관리본부는 HICPAC(Healthcare Infection Control Practices Advisory Committee)를 구성하여 1996년 Guideline for Isolation Precautions in Hospitals을 개발하였으며, 이후

2007년 이후 의료관련감염관리의 적용, 감염감시와 예방 및 다제내성균 발생을 줄이기 위한 다양한 지침을 개발하고 배포하고 있다. CDC/HICPAC에서 개발된 감염예방지침은 다른 여러 국가에서도 수용 개작되어 적용되고 있다.

표 1-7. 의료관련감염 표준예방지침

출판국가	출판연도	개발자	지침서 제목
WHO	2016	WHO	WHO guidelines on core components of infection prevention and control programs at the national and acute health care facility level
미국	2007	CDC/HICPAC	2007 Guideline for isolation precautions: preventing transmission of infectious agents in healthcare settings
영국	2014	NHS	epic3: National evidence-based guidelines for preventing healthcare-associated infections in NHS hospitals in england
영국	2012	NICE	Healthcare-associated infections: prevention and control in primary and community care
호주	2010	NHMRC	Australian guidelines for the prevention and control of infection in healthcare
캐나다	2014	PHAC	Routine practices and additional precautions for preventing the transmission of infection in healthcare settings
한국	2017	질병관리본부	의료관련감염 표준예방지침

지침은 과학적 데이터, 이론적 근거, 적용가능성, 경제적 영향에 근거하여 수준이 정해지는 권고사항으로, 새로 도출되는 임상적·이론적 연구결과를 바탕으로 근거강도와 권고의 등급이 추가·갱신되며 새로운 권고사항에 따른 지침이 지속적으로 개발되고 있다. (IA)는 수행할 것을 강력히 추천함(임상적 역학적 연구에 추천됨), (IB)는 수행할 것을 강력히 추천함(일부의 임상적 역학적 연구에 의하여 추천됨), (IC)는 정부의 규칙 및 표준에 의하여 요구됨, (II)는 수행이 제안됨(일부 임상적 역학적 연구 타당성에 의하여 제시됨), (unsolved issue)는 증거가 불충분하거나 효과에 대하여 동의가 이루어지지 않은 과제로 표기된다.[10]

---

10 CDC, HICPAC

표 1-8. 지침의 권고수준에 따른 등급의 표기
(The CDC/HICPAC System for Categorizing Recommendations)

범주	권고 수준
IA	수행할 것을 강력히 추천함. 잘 설계된 실험적, 임상적 및 역학적 연구에 의하여 추천됨
IB	수행할 것을 강력히 추천함. 일부의 실험적, 임상적, 및 역학적 연구와 강력한 이론적 타당성에 의하여 추천됨.
IC	정부의 규칙 및 표준에 의하여 요구됨.
II	수행이 제안됨. 일부 임상 및 역학 연구나 이론적 타당성에 의하여 제시됨.
unresolved issue	증거가 불충분하거나 효과에 관하여 동의가 이루어지지 않은 과제를 말함.

출처 : Update to the Centers for Disease Control and Prevention and the Healthcare Infection Control Practices Advisory Committee Recommendation Categorization Scheme for Infection Control and Prevention Guideline Recommendations, CDC, 2019.10, p.1

국내의 의료관련감염 표준예방지침에 명시되어있는 공기주의 격리지침은 일반원칙, 환자 배치, 시설 기준, 개인보호구 사용, 환자 이송, 격리 해제, 방문객 관리로 이루어져 있다.

가. 일반원칙

- 사람 간 공기전파가 가능한 병원체에 감염되었거나 의심되는 경우에는 표준주의와 함께 공기전파 주의를 적용한다. (IA)

- 병실입구나 다른 잘 보이는 곳에 공기주의가 필요하다는 표시를 한다. (IB)

- 공기주의를 지켜야 하는 감염병에서 에어로졸이 형성될 수 있는 시술을 시행할 경우에는 다음의 주의사항을 따라야 한다. (IB)

- 의학적으로 필요한 경우에만 시술을 하고, 계획적으로 시술을 시행하고, 적절한 안정제를 사용한다.

- 시술에 참여하는 의료종사자 수를 제한한다.

- 가능한 한 공기주의 격리실에서 시행한다. 공기주의 격리실이 없다면 밀폐된 상태로 시행한다.

- 시술 중 충분한 환기를 해야 하고, 참여하는 모든 의료종사자는 N95 마스크를 착용한다. 가능하다면 폐쇄형 기도흡인을 시행한다.

- 공기주의가 필요한 환자가 삽관을 하거나 인공호흡기를 적용 중인 경우 기계와 주위 공기가 오염되는 것을 방지하기 위해 튜브에 적절한 세균 필터를 장착하고, 가능한 한 폐쇄형 기도흡인을 시행한다. (II)

- 공기주의가 필요한 환자가 퇴원 후 병실청소 시 공기 중에 에어로졸이 없어질 때까지 충분한 시간이 지난 후에 청소를 한다. (II)

나. 환자 배치

- 공기주의가 필요한 환자는 음압격리실에 배치한다. (IB)

- 공기주의 환자가 음압격리실에 입원할 수 없는 경우 다른 공간과 공기의 흐름이 연결되지 않는 방에 배치해야 한다. (II)

- 음압격리실은 환자의 개별 화장실, 세면대, 샤워실이 있어야 하고[11] 의료진을 위한 손위생 시설이 있어야 한다. (IB)

- 홍역이나 수두처럼 감염병마다 바이러스가 동일한 경우 코호트 격리를 할 수 있다. 활동성 폐결핵은 균주의 특성과 전염력이 다를 수 있어 방을 공유하지 않는다. (IB)

- 공기주의 격리실이 없는 경우에는 격리실이 있는 다른 시설로 이송을 고려한다. 다만 다른 시설로 이송이 용이하지 않은 경우에는 아래 기술된 5.6.2.6 원칙에 따라 환자를 배치한다. (II)

- 공기주의를 필요로 하는 환자들이 다수 발생하여 공기주의 격리실이 아닌 일반 병실로 배치를 해야 할 때는 감염관리 전문가와 상의한다. 동일한 병원체에 감염되었을 것으로 추정되는 환자들은 코호트를 구성할 수 있으며, 감염으로 인해 위험해질 수 있는 환자들로부터 병실을 최대한 멀리 배치해야 한다. (II)

- 외래에서 공기전파가 가능한 환자를 선별하기 위한 체계를 구축한다. (IA)

- 외래에 내원한 공기전파가 가능한 감염병 환자는 가능한 한 빨리 공기주의 격리실로 이동해야 한다. 사용이 가능한 격리실이 없다면 환자에게 수술용 마스크를 씌우고 진료실에서 대기하도록 한다. 환자가 대기했던 진료실은 충분한 시간을 환기시켜야 한다. (IB)

---

11 2017년 지역별 거점병원 운영과 관리 지침-격리외래 및 격리중환자실(질병관리본부)에 따르면 격리중환자실은 화장실과 샤워실은 예외로 할 수 있다.

- 공기주의가 필요한 환자에게 수술용 마스크 착용과 호흡기 예절 준수를 안내한다. 환자는 공기주의 격리실에서는 마스크를 벗을 수 있지만 격리실 밖에서는 마스크를 착용해야 한다. (IB)

다. 음압격리실의 시설기준

- 음압격리실은 최소한 6회 이상의 공기가 순환되도록 하며, 신규설비의 경우 12회 이상을 권장한다. 공기는 곧바로 건물 밖으로 배출되도록 하거나 헤파필터가 있는 공조시스템을 통과하도록 해야 한다. 출입 시 외에는 문은 항상 닫혀 있어야 한다. (IA)

- 음압격리실 방의 한 측면에서 공기가 들어올 경우에는 환자의 침대를 지나 방의 반대쪽으로 공기가 흐르도록 해야 한다. (IB)

- 음압격리실의 방과 외부의 기압은 최소 2.5 Pa 이상 차이[12]가 나도록 해야 한다. (IB)

- 매일 육안으로 관찰할 수 있는 지표로 공기의 압력 상태를 확인한다. (IB)[13]

- 외부의 공기가 들어오지 않도록 방은 잘 밀폐되어 있어야 한다. (IB)

- 공기주의를 필요로 하는 환자들이 다수 발생하여 음압격리실이 부족한 경우에는 음압을 형성할 수 있는 이동식 장치를 사용할 수도 있는데 이 경우 격리실 내부의 공기는 사람이 배출된 공기에 노출되지 않는 건물 밖으로 배출되도록 하거나 헤파필터를 통과하도록 한다. (II)

라. 개인보호구 사용

- 공기로 전파되는 병원체에 감염이 의심되거나 확진된 환자의 치료 영역으로 들어갈 때는 N95 마스크를 착용하고 제대로 착용이 되었는지 확인한다. (IB)

- 의료종사자들은 호흡기 결핵이 의심되거나 확진된 환자를 치료할 때 N95 마스크

---

12 음압격리실, 전실, 병실 외부 복도는 각각 2.5 Pa 이상 차이가 나야 하므로 실제 음압격리실 내부와 병실 외부 복도의 실제 압력차는 더 클 수 있다.

13 매일 확인이 필요하다는 권고에 대하여 실무에서 어려운 점이 있겠으나 실제 공기주의 환자가 지속적으로 유입되므로 매일 관찰하는 것이 크게 문제가 되지 않으며, 매일 점검 시 점검누락을 방지할 수 있을 것으로 개발자 간 논의에서 결정되어 권고안을 유지하였다. 모니터링의 방법은 기본적으로 압력에 문제가 있을 때 알람을 해주는 디지털 또는 아날로그 방식의 지속 모니터링 시스템을 일반적으로 사용하고 있으며 정성적인 검사 방법으로 smoke tube 테스트 등을 이용할 수 있다.

를 착용한다. 피부 결핵 부위에 대한 시술을 할 때도 N95 마스크를 착용한다. (IB)

- 홍역이나 수두, 대상포진을 앓았던 과거력, 백신 접종력, 혈청검사에서 면역형성이 확인된 의료종사자의 경우 홍역이나 수두, 파종성 대상포진이 의심되거나 확진된 환자를 치료하거나 간호할 때 개인보호구를 착용하지 않아도 된다. (II)

- 백신으로 예방이 가능한 공기전파 감염병을 앓고 있는 환자를 치료하거나 간호할 때 면역형성이 되어 있지 않은 의료 종사자는 업무배제가 원칙이나 불가피하게 병실에 들어가야 한다면 N95 마스크를 착용한다. (II)

- 급성 호흡기 증후군, 출혈열, 전파 양식을 모르는 감염병에 대한 증상 및 징후를 보이는 환자에게 에어로졸이 형성될 수 있는 시술을 할 때는 에어로졸 형성을 줄일 수 있는 방안을 강구하고 N95 마스크를 착용한다. (IB)

- 올바른 보호구 착용을 준수한다. N95 마스크를 착용하기 전에 손위생을 한다. 마스크 착용 후 제대로 착용되었는지 확인한다. 마스크를 사용하거나 버릴 때 마스크의 표면에 손이 오염되지 않도록 주의를 한다. 마스크는 끈을 이용하여 조심스럽게 벗는다. 사용하지 않을 때는 목에 걸어 두지 않는다. 젖었거나 오염되었을 경우에는 마스크를 교체한다. 호흡이 어려울 경우에는 마스크를 교체한다. 사용하고 나서 의료폐기물 전용용기에 바로 버리고 손위생을 수행한다. 코호트 중인 병실에서는 여러 환자를 대상으로 교체하지 않고 사용할 수 있다. (IB)

마. 환자 이송

- 공기주의가 필요한 환자는 의학적으로 필요한 경우를 제외하고 병실 밖으로의 이동을 제한한다. 병실 밖으로 나가야 할 경우에는 의료종사자를 동반한다. (II)

- 의학적인 이유로 병실 밖을 나가야 한다면 시간을 최소화한다. (IB)

- 공기주의가 필요한 환자가 격리실 밖으로 이동해야 하는 경우에는 수술용 마스크를 착용하고 호흡기 예절을 준수하도록 한다. (II)

- 수두나 두창, 피부 결핵에서 농이 배출되는 경우에는 상처 부위의 삼출물이 에어로졸화되지 않고 주변을 오염시키지 않도록 깨끗한 포로 덮는다. (IB)

- 의학적인 이유로 이송이 필요하지만 마스크를 착용할 수 없는 상태라면, 주변으로의 노출을 최소화하도록 계획을 세워 이동하고, 이송 목적지의 의료진에게 환자의 상태를 알린다. 구급차를 이용하여 이송을 할 때 이송 요원들은 N95 마스크를 착용해야 한다. (IB)

- 이송 중 환자가 마스크를 쓰고 있고 피부 병변이 덮여 있으면 이송 요원은 수술용 마스크나 N95 마스크를 착용할 필요가 없다. (IB)
- 이송에 관련한 의료종사자가 해당 감염병에 면역이 형성되어 있다면 N95 마스크를 착용하지 않아도 된다. (II)

바. 격리해제

- 병원체에 따른 권고사항에 따라 공기격리를 해제한다. (IB)

사. 의료종사자 관리

- 모든 의료종사자는 홍역과 수두에 대해 면역이 형성되어 있어야 한다. 항체가 없다면 전파 가능한 기간 동안에는 홍역, 수두, 대상포진에 걸린 환자의 치료와 간호에 관여해서는 안 된다. 만약 대체 인력이 없다면 N95 마스크를 착용하고, 수두나 파종성 대상포진의 경우 환자와 접촉 시 장갑을 착용한다. (IB)

아. 방문객관리

- 환자와 방문객, 가족과 간병인에게 전파를 예방하기 위해 격리기간과 주의사항, 예방 방법에 대해 안내한다. (II)
- 간병인은 개인보호구 착용의 적응증과 방법에 대해 교육받는다. 성인의 경우 이미 장기간 노출되었거나 항체가 있는 경우가 아니라면 의료진과 동일한 개인보호구를 사용해야 한다. N95 마스크를 올바르게 착용하는 방법을 교육받는다. (II)
- 활동성 결핵 환자의 경우 방문객의 출입을 제한한다. (II)
- 수두나 홍역 환자의 경우 방문객은 병실에 들어가기 전에 간호사에게 이야기하도록 하고, 항체가 없다면 꼭 필요한 경우를 제외하고는 방문을 제한하고 방문이 필요한 경우에는 N95 마스크를 착용한다. (II)

1.2.3 환자 중증도에 따른 병상배정기관의 체계

COVID-19 대유행 시, 국제보건기구(WHO)에서 증상에 따른 중증도를 경증, 중등증, 중증, 위중증의 4단계로 나누었으며, 이에 따른 증상 및 투입되는 치료 수준에 따라 중증도를 1~8단계로 분류하였다. 치료수준은 중증도에 따라 대증치료[14](수액, 해열제 처방 등 보존적 치료), 기계호흡치료[15], CRRT[16] 또는 ECMO[17] 등 특수장비치료의 단계로 나뉜다.

중증도별 증상[18]은 경증의 경우 바이러스 폐렴 또는 저산소증이 없는 임상증상을 보이는 확진환자, 증등증은 폐렴소견(발열, 기침, 호흡 곤란, 빠른 호흡)은 있으나 중증 폐렴 증후는 없고 실내 공기로 산소포화도 90% 이상, 중증의 경우 폐렴 소견과 분당 호흡수 30회 이상이나 심한 호흡곤란 소견 또는 실내 공기로 산소포화도 90% 미만, 위중증의 경우 급성호흡곤란증후군이나 패혈증 및 패혈증쇼크가 해당한다. 급성호흡곤란증후군은 폐렴 등 호흡기 증상의 발생이나 악화가 1주일 내 발생하여 폐의 침윤·허탈·결절, 산소화 장애 증상이 있는 경우이며, 패혈증은 급성으로 생명을 위협하는 장기 기능부전이 의심 또는 확인된 경우이고, 패혈증 쇼크는 용적 소생술에도 불구하고 지속적인 혈압, 혈청젖산 수치를 유지하기 위해 혈관 수축제가 필요한 증상이다.

중증도별 단계와 치료의 수준은 경증의 경우 1~2단계로 산소치료가 불필요하며 증상 결과를 모니터링하는 치료수준이며, 중등중은 3~4단계로 비관산소치료나 산소마스크가 필요하며 대응치료수준이고, 중증은 5~7단계로 5~6단계는 기계호흡 및 1~2시간 간격의 모니터링이 필요하며, 7단계는 기계호흡 및 CCRT, ECMO등 특수장비가 필요하며 지속적인 모니터링을 해야 하는 치료수준이다.

---

14 Symptomatic therapy
15 mechanical ventilation
16 지속적 신대체 요법(Continuous Renal Replacement Therapy, CRRT)으로 환자에게 24시간 연속으로 혈액 내 수분 및 노폐물 제거, 전해질 보정 등을 시행하는 체외 혈액정화요법
17 체외막산소요법(Extracorporeal Membrane Oxygenation, ECMO)으로 환자의 정맥혈을 뽑아내어 산화기를 통화시킨 후, 혈액에 산소를 공급하고 환자의 순환 및 호흡기능을 보조하는 장치
18 중앙방역대책본부 중앙사고수습본부, 코로나바이러스감염증-19 대응지침 제10-2판, 부록6 의료기관 내 코로나 19 환자 병실배정, 2021

COVID-19는 초기 증상이 경미한 상태에서 전파가 빠르게 일어나 단기간에 확진환자가 급증하였으며, 중증도와 관계없이 모든 환자를 입원치료하도록 운영하였으나, 중증환자들이 적시에 치료를 받지 못하거나 사태가 악화되는 문제점이 발생하여 중증도에 맞는 병상배정기관을 지정하여 운영하는 것으로 지침(중앙방역대책본부·중앙사고수습본부, 2021.11, COVID-19 대응지침)이 변화되었다. 따라서 경증의 경우 재택이나 생활치료센터에 배정하며, 중등증의 경우 감염병전담병원에 배정되고, 중증의 경우 중증환자 긴급치료병상, 국가지정 입원치료병상, 감염병전문병원에 배정된다. 이러한 환자의 중증도별 단계와 치료수준에 따라 병상이 배정되는 대응시설을 정리하면 표 1-9와 같다.

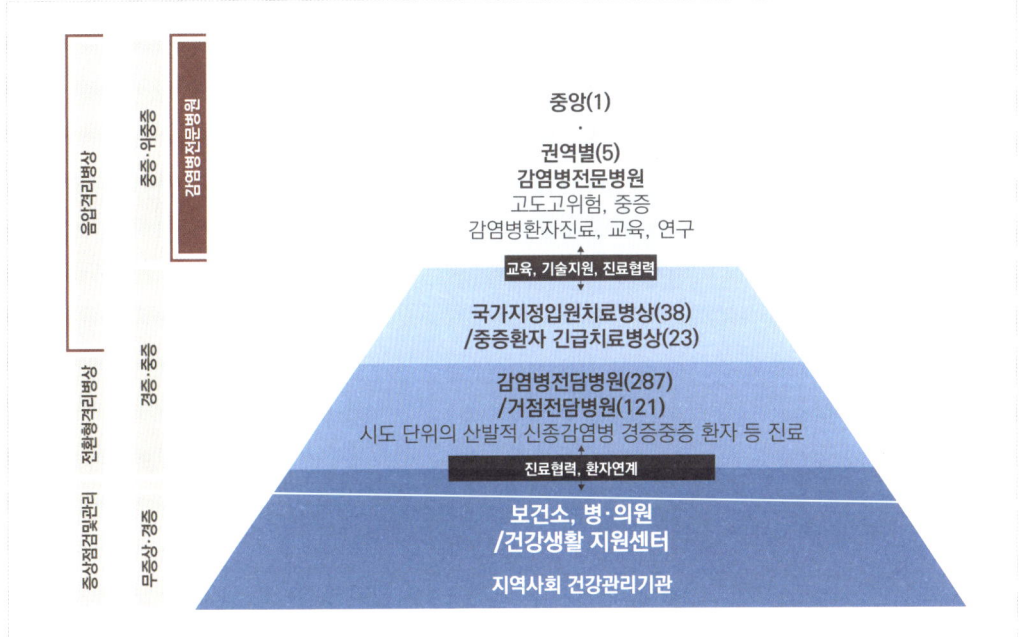

그림 1-7. 감염병 대응시설의 체계
의료관련감염병관리지침, 질병관리청, 2022 p.19를 기반으로 재작성

표 1-9. 중증도에 따른 치료수준 및 병상배정기관

구분	단계	정의 및 적용하는 치료 내용	치료수준	대응시설
경증	1	일상생활지장없음 (no limit of activity)	대증치료 증상결과 모니터링	보건소, 병의원
경증	2	일상생활에 지장이 있으나 산소치료 불필요 (limit of activity but No O2)	대증치료 증상결과 모니터링	보건소, 병의원
중등중	3	비관산소치료 (O2 with nasal prong)		감염병전담병원
중등중	4	산소마스크 (O2 with facial mask)		감염병전담병원
중증	5	비침습인공호흡기 / 고유량산소요법 (non-invasive ventilation / high flow O2)	기계호흡필요	중증환자 긴급치료병상 국가지정 입원치료병상 권역·중앙 감염병전문병원
중증	6	침습인공호흡기 (invasive ventilation)	기계호흡필요	
위중증	7	다기관 손상 / 에크모 / 지속적 신대체 요법 (multi-organ failure/ECMO/CRRT)	ECMO, CRRT필요, 비가역적 뇌손상, 다발 장기부전, 말기 만성 간질환 또는 폐질환, 전이성 종양 같은 사망에 직면한 말기 질환 치료	
사망	8	사망 (death)		-

COVID-19 대응지침, 2021, 병상배정 원칙을 기반으로 재작성

    감염병 대응시설의 체계는 그림 1-7과 같으며, 중앙·권역별 감염병전문병원은 중증·위중증 환자를 대상으로 하여 음압격리병상을 상시 운영하는 감염병전문병원에 해당한다. 감염병 대응시설 중 음압격리병상이 설치되는 감염병전문병원, 국가지정입원치료병상, 중증환자치료병상, 전환형격리병동의 시설건립목적, 대상의료기관, 운영방식, 환자 중증도 등을 정리하면 표 1-10과 같다.

표 1-10. 감염병 대응시설별 특징

구분	감염병전문병원		국가지정 치료병상	중증환자 긴급치료병상	전환형격리병동
	중앙	권역			
시설건립목적	신종감염병등 전파 위험이 높고 격리가 필요한 감염병대응		신종감염병등 전파 위험이 높고 격리가 필요한 감염병대응	COVID-19유행시 신속한 중증 감염환자 치료를 위한 음압병상확보	감염병 유행시 지역별 대응에 활용 가능한 전환형 음압병동 공급
대상의료기관	국립중앙의료원 권역지정기관		-	대학병원급 의료기관	300~400병상 규모의 공공병원
운영방식	상시 음압격리병동		상시 음압격리병동	평시 일반병동 위기시 음압격리병동 전환	
환자중증도	중증, 위중증 감염환자		중증, 위중증 감염환자	중등증, 중증 및 위중증 감염환자	경증, 중등증 감염환자

출처: 감염병 예방법 제8조, 36조, 37조, 국가지정입원치료병상운영지침

1.2.4 국내 감염병 병원관련 시설기준

국내 감염병전문병원의 시설기준은 2016년 감염병전문병원 설립방안 연구개발(질병관리본부)을 필두로 하여, 2017년 국가지정 입원치료병상 운영과 관리지침으로 입원치료병상에 대한 지침이 마련되었고, 2020년 감염병예방법에 의해 감염병전문병원이 중앙 감염병전문병원과 권역 감염병전문병원으로 지정되고, 그에 따른 시설기준이 제도화되었다. 시기적으로 2006년 시작된 국가지정 입원치료병상 음압병실 확충사업을 계기로 입원치료병상의 시설기준에 대한 연구가 가장 오랫동안 진행이 되었다. 2017년 지침발행, COVID-19 사태 이후 2022년 개정된 지침에서는 설계와 시공의 평가지침까지 세부적인 사항이 완성된 것으로 파악된다. 하지만 아직 감염병전문병원에 대해서는 최소 시설의 규모와 운영기준만이 법제화된 상태로 세부시설에 대한 지침은 개발이 필요한 상황이다.

표 1-11. 감염병병원 관련 시설기준

구분	중앙 감염병전문병원	권역 감염병전문병원	국가지정 입원치료병상
시설 기준	• 음압병상 100개 • 음압수술실 2개	• 음압병상 36개 • 음압수술실 2개	• 음압병실 3~10개 (총 29개소, 199병상)

출처 : 보건복지부, "제22차 감염병 예방관리 기본계획, 원헬스(one health) 기반 공동 대응체계 강화 2018~2022", 2018.6, p.18

표 1-12. 권역별 감염병병원의 지정기준

기준	구분	내용	비고
시설 기준	음압격리병동	• 음압격리병상: 30개 이상 설치 • 중환자음압격리병상: 음압격리병상 개수의 100분의 20 이상 설치	• 음압격리병동은 병원 내 다른 구역과 물리적으로 구분하여 설치 • 음압격리병동에서는 감염병환자 등, 오염사체, 오염폐기물 등이 이동하는 오염 동선을 일반동선과 분리하여 설치 • 음압격리병동에서 공기나 배수 등을 통해 병원 내 다른 구역 및 건물 외부로 감염병이 전파되지 않도록 적절한 설비를 설치
	음압격리병상	일반음압격리병상은 병상당 18제곱미터 이상의 면적을 확보 중환자음압격리병상은 병상당 20제곱미터 이상의 면적을 확보	
	그 밖의 시설	음압설비를 갖춘 수술실을 2개 이상 설치	
인력 기준	의사	4명 이상의 전문의	• 감염병 관련 분야 전문의 2명 이상 • 체외막산소공급기를 다룰 수 있는 전문의 또는 중환자 관련 분야 전문의 1명 이상
	간호사	8명 이상의 간호사	

(계속)

기준	내용
장비기준	다음 각 목의 장비를 각각 1개 이상 갖추어야 함 가. 체외순환장치 나. 인공호흡기 다. 체외막산소공급기(Extra Corporeal Membrane Oxygenation) 라. 이동용 영상촬영장치 마. 컴퓨터 단층촬영(Computed Tomography) 바. 미생물 및 바이러스 등 검사장비
운영기준	가. 원인불명, 신종감염병, 감염병환자 등 또는 감염병병원체 등의 오염원 등으로부터 다른 환자, 보호자 및 근무자 등에게 전파되지 않도록 관련 시설·인력·장비 등을 설치·운영 나. 전체 음압격리병상 중 질병관리청장이 정하여 고시하는 병상 수 이상을 감염병 대비를 위한 준비병상으로 운영하여, 감염병환자 등이 발생한 경우 지체없이 진료·치료가 가능하도록 함 다. 감염병 위기시 위기대응 매뉴얼에 따라 병상 및 관련 대응인력을 신속히 확충하되, 보건복지부 및 질병관리청과 긴밀히 협력하여 대응함 라. 전문의 1명으로 구성된 당직체계를 24시간 운영함 마. 그 밖에 질병관리청장이 감염병의 예방 및 관리 등을 위하여 특히 필요하다고 인정하여 고시하는 절차 및 방법에 따라 운영함

출처 : 감염병의 예방 및 관리에 관한 법률 시행령 [별표 1의2](개정 2020. 9. 11.)

감염병전문병원의 지정기준에 따른 권역별 감염병원의 세부기준(표 1-12)에 따르면, 기준은 시설기준, 인력기준, 장비기준, 운영기준으로 분류되어있으며 시설의 기준은 음압격리병동구성에 따라 음압격리병상 30개소 이상, 중환자 음압격리병상은 음압격리병상 개수의 100분의 20 이상 설치할 것과 병동의 구역분리, 동선분리, 공기 및 배수의 독립처리, 일반음압격리병상은 18㎡ 이상, 중환자음압격리병상은 20㎡ 이상 확보할 것을 명시하였다. 음압설비을 갖춘 음압수술실 2개소 이상, 그에 따른 이동용 영상촬영장치와 컴퓨터단층촬영장비, 미생물 및 바이러스 등 검사장비를 포함한 6가지 종류의 필수장비를 명시하였다. 인력은 4명 이상의 전문의, 8명 이상의 간호사를 필수인력으로 전문의 1명으로 구성된 24시간 당직체계의 구축과 기타 운영에 필요한 사항이 법제화되었다.

앞서 여러 차례 언급한 바와 같이 시설에 대한 최소기준을 명시한 것으로 세부적인 시설의 지침개발이 시급한 상황이며, 2006년부터 시행된 국가지정 입원치료병상의 운영과 관리지침이 다년간의 연구로 체계화 및 지속적인 갱신이 이루어지고 있는 상황으로, 향후 감염병전문병원의 시설가이드라인 구축의 토대가 될 것으로 보인다.

국가지정 입원치료병상의 운영과 관리지침의 최종 결과물이 집약된 설계 및 현장 평가지침을 표 1-13와 같이 기본설계, 실시설계, 중간현장, 완공현장의 설립 단계로 구분하여 지침별로 필수와 권장 사항을 표기하였다. 주요 평가지침은 음압구역 물리적 밀폐 확인, 음압병실 내 건축사항 확인, 음압구역 기밀성 확인, 통신설비 확인, 음압구역 내 모니터링 및 기타 인프라 확인, 음압밀폐구역 완전성 확인, 환기 및 차압확인, 자동제어시스템 확인, 공기조화시스템 확인, 공조설비 운영 적정성 확인, 폐수처리시스템 확인, 기타로 분류하였다. 평가내용은 시설의 건립을 위한 건축 및 설비지침을 포괄하였으며, 건립시기별로 확인이 필요한 내용을 각각 나누는 동시에 단계별로 크로스체크를 할 수 있도록 작성되어 제때 필요한 평가를 할 수 있도록 지침이 정리된 것으로 파악된다.

표 1-13. 감염병 관리시설 평가지침정리

내용		설계 평가 체크리스트		현장점검표	
		기본 설계	실시 설계	중간 현장	완공 현장
음압구역 물리적 밀폐 확인					
외부에서 환자가 병원 내 다른 부서를 거치지 않고 직접 진입가능		●		●	●
음압병동 전용 엘리베이터 설치		●		●	●
1층 환자 출입구 상부에 캐노피 설치		●		●	◐
음압격리병동은 일반구역 및 비음압구역과 물리적으로 분리설치		●		●	●
복도전실	복도전실(일반구역에서 음압구역으로 들어가기위한 병동 출입구 전실)설치	●		●	●
	면적: 4㎡ 이상, 깊이: 2.4m 이상	◐		◐	◐
	관찰창 크기: 0.72㎡ 이상, 두께 12㎜ 이상		◐	◐	◐

(계속)

항목	세부사항	1	2	3	4
의료진전용 착탈의실 설치	의료진 전용 착·탈의실 설치	●		●	
	입구와 출구의 분리	●		●	●
	착의실 전신거울 설치(장비착용 시 사용)		●		●
	PPE 등 개인장비보관 시설 설치	●			●
탈의실 출구 측에 샤워실 확보		●		●	●
천정고 및 반출입구 적정공간확보	복도천장 높이 2.4m 이상 확보	●		●	●
	출입구 유효폭 1.2m 이상 확보	●		●	●
	복도전실의 깊이 2.4m 이상 확보	◐		●	●
음압병실 내 건축사항 확인					
병실전실의 설치	격리병동의 내부복도에서 음압병실로 들어가기 위한 병실출입구 전실설치	●		●	●
	면적: 4㎡ 이상, 깊이: 2.4m 이상	◐		◐	◐
	관찰창 크기: 0.72㎡ 이상, 두께 12㎜ 이상		◐	◐	◐
유효 출입구 폭 1.2m 이상 확보(환자 이동동선 관련 문, 주요장비 이동 문)		●		●	●
병실천장 높이 2.4m 이상 확보		●		●	●
순면적 15㎡ 이상(18㎡ 이상 권장)		●		●	●
입원실은 모두 1인실 기준, 사각형 병실(요철 최소화)		●		●	●
병실 부속 화장실 설치(화장실은 병실에서 직접진입)		●		●	●
병실 부속 화장실 음압제어 가능					●
화장실 내 세면대	화장실 내에 독립적인 세면대 설치		●	●	●
	비접촉식 수전		●	●	●
	사용한 물이 병실 쪽으로 흐르지 않도록 바닥 구배		●	●	●
	벽부착형 세면대 및 변기		◐	◐	◐
화장실 내 샤워시설 설치(욕조설치 금지)		●		●	●
병실 내 외부조망 창문설치		●			●
장비보관실 설치		●		●	●

(계속)

구분	항목		C1	C2	C3	C4
필요공간구비	간호사실, 준비실		●			
	검사실		◐			
	직원휴게실, 직원숙소, 화장실, 당직실		◐			
바닥모서리를 둥글게 처리 바닥모서리는 바닥재를 말아올려 둥글게 처리				●		●
화장실, 샤워실 바닥 논슬립 타일 설치				●	●	●
밀봉과 밀폐를 위해 사용하는 실리콘은 항균성 실리콘을 사용				●	●	●
음압구역 기밀성 확인						
천장, 바닥, 벽 등 내구성이 강한 내부마감재료 사용(오염이 잘 안되며 청소도 용이한 화학적 살균 및 훈증소독이 가능한 재료)				●		●
기밀설계 및 시공, 기밀 마감재 사용(천장, 바닥, 벽체)				●		●
내부 기밀시공 확인(스위치, 등기구, CCTV, 창문, 출입문, 이음매 등 모든 접촉면)				●		●
벽체와 위층 바닥슬라브 밀착도				●	●	●
통신 설비 확인						
병동 및 병실 관찰용 CCTV 설치			●			●
환자 면회용 화상전화 설치			◐			
의료진과 커뮤니케이션을 위한 인터폰, 호출기 등 병실 내 호출장치 설치				●		●
간호사실에서 차압 등 모니터링 가능하여야 하고 알람이 작동할 수 있도록 설비 설치						●
음압구역 내 모니터링 및 기타 인프라 확인						
폐기물처리실 설치			●			
폐기물 보관, 소독, 소독 후 보관, 반출공간 확보. 각 구간은 주어진 작업을 수행하기에 적정한 면적 구비				●	●	●
음압구역 환경제어를 위한 자동제어실 설치(기존시설과 혼합가능)					●	●
급수 및 급탕 배관을 통한 역류방지 설계적용						●
음압밀폐구역 완전성 확인						
음압구역 내 실 간 인터락 작동				●		●
비접촉 개폐장치 설치여부				●		●

(계속)

항목	세부				
비상시 비상 개폐 가능 장치 설치			●		●
환자출입을 제한할 수 있는 잠금장치			◐		
병실환경 적격성	소음도, 조도, 온습도 조건		◐		
	소음도: 45dB(A) 이하, 조도 500 Lux 이상		◐		
환기 및 차압 확인					
음압구역의 경우 최소 6회 이상 환기횟수		●			●
12회 이상 권장			◐		
밀폐구역 내 설정 음압 유지 및 실간 차압과 공기 흐름 유지(각실간 음압차 2.5 Pa 이상 유지)		●			●
밀폐구역 내부 차압 모니터링을 위한 차압계 설치(차압이 걸려있는 모든 실에 차압계 설치)		●	●		●
자동제어시스템 확인					
비상경보가 발생할 수 있는 설정 조건에서 정상적으로 음압구역 내·외부에서 알람 발생 여부		●	●		●
비상경보 알람 발생 시 오작동 기록 유지		●	●		●
공기조화시스템 확인					
전용 급·배기 시스템(배기는 건물 내부로 재순환 안 됨)		●	●	●	●
실내에 순환형 냉난방장치 없을 것		●			
전용의 선외기방식 급기		●			
배기구 위치	옥상 배기구 위치의 적절성(마지막 2m 이내에는 타 시스템의 인입구가 없어야 함)	●		●	●
	배기구 방향이 타 시스템의 인입구와 마주 보지 않도록 설치			◐	◐
	6m 이상			◐	◐
밀폐구역은 기계 고장 시 공기흐름이 역류하거나 시스템 내에서 교차오염이 발생하지 않도록 설치					●
급·배기구에 헤파필터 설치		●	●		●
헤파필터유닛은 필터누기시험 및 소독과 밀폐가 가능한 구조인지 확인			●		●
필터 교체 시 적절한 오염제어 가능포트설치			●		
충분한 기계실 면적 확보		◐			

(계속)

공조설비 운영 적정성 확인			
배기시스템과 급기시스템의 연동 여부	●		●
UPS(무정전 전원 장치) 및 비상발전기 완비	●	●	●
예비 배기팬 구비	●	●	●
폐수처리시스템 확인			
밀폐구역 내 별도 폐수처리시스템 설치		●	●
음압구역 내 멸균기 설치의 경우, 멸균기 챔버 내부 응축수 드레인은 별도 폐수처리 시스템에 연결			●
폐수처리시스템 설비 재질은 화학적 또는 열적처리에 적합한지 확인		●	●
폐수저장탱크의 통기관 설치 및 헤파필터 동등 규격 필터 설치	●		●
미생물의 생물학적 비활성화를 위한 약액탱크 설치(소독 또는 멸균장치)		●	●
생물학적 비활성화 검사를 위한 검증포트 설치		●	
폐수저장탱크의 넘침 방지를 위한 넘침방지턱 설치		●	
기타			
멸균기설치	◐		

범례: 필수 ● 권장 ◐ 국가지정 입원치료병상 운영과 관리지침 2022 평가지침을 토대로 재작성

1.3 공간구성 요소

병원건축계획은 의료서비스를 제공하는 물리적 공간을 설계하는 것이며, 병원건축계획의 목표는 환자 건강회복을 위한 의료서비스 공급을 최적화하는 공간을 계획하는 것이다.

공간은 대상과 행위가 규정되고 이를 공유할 때 장소로서의 역할을 한다. 대상은 공간의 사용 주체를 의미하며, 공간을 차지하는 물리적인 요소를 포함한다. 행위는 공간을 사용하는 방식을 의미하며, 공간에서 수행되는 특정 활동으로 나타난다. 병원에서 주요 대상은 환자이며, 주요 행위는 진료[19]이다. 진료를 중심으로 출입과 지원의 공간구성이 이

---

19 진료는 전문의료진이 제공하는 질병에 대한 예방, 진단, 치료, 재활 등의 의료서비스이다.

루어지며, 환자, 의료진, 물품의 이동 흐름에 따라 동선계획이 수립된다(그림 1-8). 감염병전문병원은 중증 감염병환자를 대상으로 하며, 공기주의격리에 따른 음압격리병실을 설치해야 하므로 이에 따른 대상과 행위별 특수성이 요구된다.

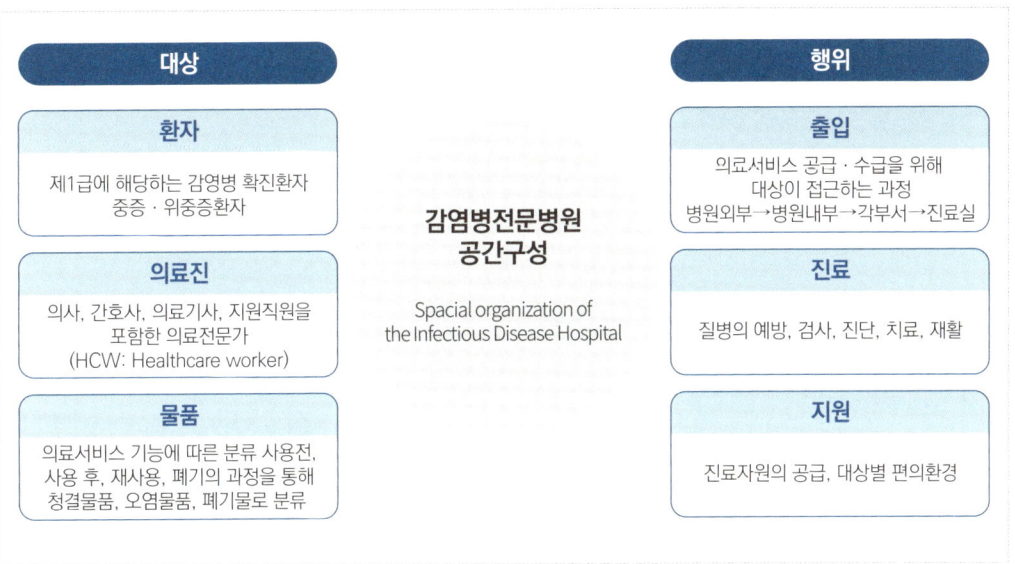

그림 1-8. 감염병전문병원의 공간구성 요소

1.3.1 대상

병원의 대상은 사람과 물품으로 나눌 수 있다. 사람은 의료서비스의 수납자인 환자와 공급자인 의료진 그리고, 기타 환자 가족, 의료용품 판매자 및 지역주민 등의 방문객로 나뉜다. 물품은 이동성, 기능, 청결도에 따라 여러 가지로 분류된다. 병원 공간설계에 있어서, 병원 이용 주체인 환자, 의료진, 방문객에 대한 다양성에 대한 고려[20]와 포용적인 환경의 제공이 요구되며, 유니버설디자인[21](Universal environmental design) 개념을 통해 구체적으로 공간에 발현될 수 있도록 해야 한다.

---

20   FGI 2022 xxxvi Diversity considerations(e.g., age, body size, ability, cultural background, gender identity, visual acuity)
21   모든 사람을 위한 디자인(Design for all), 보편적인 디자인이라고 하며, 연령, 성별, 국적, 장애의 유무 등과 관계없이 누구나 편안하게 이용할 수 있는 건축, 환경, 서비스 등을 계획하고 설계하는 것. 공공도서관 유니버설디자인 매뉴얼 개발연구, 2014, 문화체육관광부

(1) 환자

환자는 병원에서 의료서비스를 공급받는 사람이다. 병원 공간을 사용하는 주요 대상으로서 공간계획에 있어서 가장 우선적으로 고려되어야 한다.

환자는 중증도, 연령, 질환에 따라 의료의 요구사항이 다르며, 치료 수준과 발달단계에 따른 시설과 자원이 제공되어야 한다.

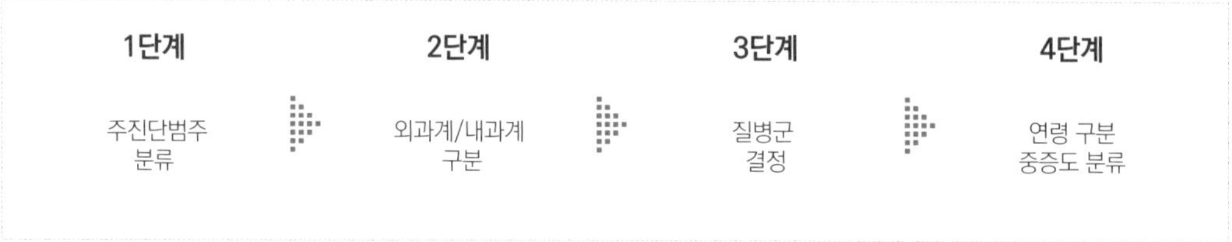

그림 1-9. KDRG 환자 분류 과정
출처: KRDG 분류집 v4.5, 건강보험심사평가원, 2023

환자 분류체계(Patient Classification System, PCS)는 상병[22], 시술 등을 이용해서 입원환자를 자원 소모나 임상적인 측면에서 유사한 그룹으로 분류하는 체계이다. 국민건강보험법[23]에 의해 건강보험심사평가원에서 관리와 개발을 한다. 분류체계[24]는 크게 의과와 한의로 나뉘며, 각각 입원과 외래로 구분된다.

입원환자분류체계(KDRG)에서 분류의 과정은 총 4단계로, 1단계는 주진단에 따른 주진단범주(MDC:Major Diagnistic Category)의 분류, 2단계는 환자의 수술 여부에 따른 외과계와 내과계의 구분, 3단계는 외과계의 경우 수술명, 내과계의 경우 주진단명에 따른 질병군의 결정, 4단계는 연령의 구분 및 진단명에 따른 중증도의 분류로 마무리된다(그림 1-9).

1단계의 주진단범주는 총 26개로 구성되며, 주요 신체 기관(MDC4 호흡기계, MDC5

---

22 환자의 질환 또는 상태(건강보험심사평가원, 입원 시 상병 코딩지침 및 사례집(2022.8), p11
23 국민건강보험법 시행령 제28조 제1항 제4호 심사평가원의 업무수행을 위한 환자 분류체계의 개발 및 관리
24 의과입원: KDRG(Korean Diagnosis Related Group),
   의과외래: KOPG(Korean Outpatient Group)
   한의입원: KOPG-KM(Korean Outpatient Group-Korean Medicine)
   한의외래: DRG-KM(Korean Diagnosis Related Group -Korean Medicine)

순환기계, MDC6 소화기계), 특수상황(MDC14 임신, MDC15 신생아, MDC22 화상), 해부학적 부위가 불명확한 전신질환(MDC16 혈구 및 조혈기관의 질환과 면역장애 MDC18 전염성 및 기생충 질환)에 의해 정해진다. 3단계의 질병군은 기본질병군(ADRG:Adjacent Diagnosis Related Group)을 이용하여 분류되며, 질병의 희귀성, 치사율, 진단 난이도에 따라 전문, 일반, 단순질병군으로 분류한다. 이때, 질병군에 따라 나뉘는 전문진료과목은 관절질환, 뇌혈관질환, 대장항문질환, 수지접합, 심장질환, 알코올질환, 유방질환, 척추질환, 화상질환, 주산기질환, 산부인과, 소아청소년과, 신경과, 안과, 외과, 이비인후, 재활의학과가 있다.[25] 4단계에서, 연령의 분류는 소아그룹, 성인그룹, 노인그룹으로 나뉘는데, 기준 연령은 10세, 17세, 34세, 54세, 64세, 69세 등으로 기본 질병군에 따라 다르다. 중증도의 분류는 합병증이나 동반상병의 동반여부와 심각성에 따라 구분된다. 이외에도 장애, 격리필요여부, 문화적·종교적 차이에 의한 환자의 분류가 있으며, 환자별로 다양한 요구사항에 대응할 수 있는 특수장비 및 시설의 제공이 고려되어야 한다.

 감염병전문병원의 체계 및 시설기준에서 확인한 바와 같이 감염병전문병원에서 다루는 감염병은 감염병 중 특히 전파 위험이 높은 제1급법정 감염병이며, 환자 중증도에 따른 분류에 따라 5~7단계에 해당하는 중증 및 위중증 환자를 대상으로 한다. 연령별 분류에 따라 소아, 성인, 노인그룹의 분류가 필요하며, 시술여부에 따른 분류도 필요하다. 현재는 성인그룹 및 입원치료를 위주로 한 입원병상이 운영되어, 연령 및 시술별 진료의 세분화가 필요한 상황으로 파악된다.

 감염병 환자는 크게 감염병 환자와 감염병 의사환자, 병원체보유자로 나뉘며, 감염병 의사환자는 의심환자와 추정환자로 나뉜다(표 1-14). 감염병전문병원의 입원치료환자는 감염병 및 질병관리청장이 고시한 감염병에 걸린 감염병환자[26]를 대상으로 한다. 감염병 환자는 감염병의 병원체가 인체에 침입하여 증상을 나타내는 사람[27]으로서 감염병

---

25 전문병원의 지정 등에 관한 고시 별표1 질환별·진료과목별 질병군의 종류
26 감염병의 예방 및 관리에 관한 법률 제41조(감염병환자등의 관리)
27 감염병의 예방 및 관리에 관한 법률 제2조(정의)

의 진단기준[28]에 따른 의사, 치과의사 또는 한의사의 진단이나, 감염병병원체 확인기관[29]의 실험실 검사를 통하여 확인된 사람이다. 이외의 의사환자나 병원체보유자의 경우 감염병전문병원 통원진료부문의 선별진료소나 감염병진료센터에서 진료할 수 있다. 감염병 의사환자는 감염병병원체가 인체에 침입한 것으로 의심이 되나 감염병환자로 확인되기 전 단계에 있는 사람이며, 병원체 보유자는 임상적인 증상은 없으나 감염병병원체를 보유하고 있는 사람이다. 대상환자에 따른 전문과목은 감염내과, 호흡기내과, 흉부외과가 해당된다.

표 1-14. 감염병 환자의 정의

감염병환자	감염병의 병원체가 인체에 침입하여 증상을 나타내는 사람으로서 제11조제6항의 진단 기준에 따른 의사, 치과의사 또는 한의사의 진단이나 제16조의2에 따른 감염병병원체 확인기관의 실험실 검사를 통하여 확인된 사람
감염병의사환자	감염병병원체가 인체에 침입한 것으로 의심이 되나 감염병환자로 확인되기 전 단계에 있는 사람 • 의심환자 : 임상증상 및 역학적 연관성을 감안하여 감염병이 의심되나 진단을 위한 검사기준에 부합하는 검사결과가 없는 사람 • 추정환자 : 임상증상 및 역학적 연관성을 감안하여 감염병이 의심되며, 추정 진단을 위한 검사기준에 따라 감염이 추정되는 사람
병원체보유자	임상적인 증상은 없으나 감염병병원체를 보유하고 있는 사람

출처 : 감염병의 예방 및 관리에 관한 법률 제2조

(2) 의료진

의료진은 병원에서 환자에게 의료서비스를 제공하는 의료 전문가이다. 의사, 간호사, 의료기사, 치료사 및 기타 지원 직원을 포함한다. 미국의 질병관리본부는 의료진을

---

[28] 감염병의 예방 및 관리에 관한 법률 시행규칙 별표2(감염환자등의 진단기준)
[29] 감염병의 예방 및 관리에 관한 법률 제16조(감염병 표본감시 등)

Healthcare worker : HCW[30]로 표기하였다. 의료진은 환자 진료를 중심으로 다양한 역할과 책임을 가지는 의료전문가들로 의료팀으로 협업한다. 의료법에 의한 종합병원을 포함한 병원 의료진의 법적인 정의에서 의료진을 의료인과 의료기사로 나누고 있으며, 의료인에는 의사, 치과의사, 한의사, 조산사, 간호사가 포함되며, 의료기사에는 임상병리사, 물리치료사, 작업치료사, 치과기공사와 치과위생사를 포함하였다(표 1-15).

표 1-15. 의료진의 법적인 정의

구분	정의	역할 또는 수행업무
의료인	(의료법 제2조) 보건복지부장관의 면허를 받은 의사·치과의사·한의사·조산사 및 간호사	의사: 의료와 보건지도 치과의사: 치과 의료와 구강 보건지도 한의사: 한방 의료와 한방 보건지도 조산사: 조산(助産)과 임산부 및 신생아에 대한 보건과 양호지도 간호사: 환자의 간호요구에 대한 관찰, 자료수집, 간호판단 및 요양을 위한 간호, 진료의 보조, 간호 요구자에 대한 교육·상담 및 건강증진을 위한 활동의 기획과 수행
의료기사	(의료기사 등에 관한 법률) 의사 또는 치과의사의 지도 아래 진료나 의화학적(의화학적) 검사에 종사하는 사람	임상병리사: 각종 화학적 또는 생리학적 검사 방사선사: 방사선 등의 취급 또는 검사 및 방사선 등 관련 기기의 취급 또는 관리 물리치료사: 신체의 교정 및 재활을 위한 물리요법적 치료 작업치료사: 신체적·정신적 기능장애를 회복 시키기 위한 작업요법적 치료 치과기공사: 보철물의 제작, 수리 또는 가공 치과위생사: 치아 및 구강질환의 예방과 위생 관리

감염병전문병원의 의료진은 의사, 간호사, 의료기사, 지원직원으로 다음과 같이 분류하였다. 의료진은 환자에게 최적의 의료서비스를 제공하기 위한 의료팀으로 구성되며, 의료팀의 커뮤니케이션과 팀워크는 양질의 의료서비스를 제공하는 데 매우 중요하므로 이를 위한 시설이 뒷받침되어야 한다.

---

30 CDC, 2007 Guideline for isolation precautions, 2022, p11

① 의사

의사는 환자를 진단하고 치료할 뿐만 아니라 의료팀의 다른 구성원이 제공하는 치료를 감독한다.

② 간호사

간호사는 약물 투여, 환자의 활력징후(Vital Sign)[31] 모니터링 및 일상생활 활동 지원과 같은 직접적인 환자치료를 제공한다.

③ 의료기사

의료기사는 영상진단 및 임상병리진단 등을 위해 의료장비를 작동하고, 의사의 감독하에 진단검사를 수행하는 방사선사와 임상병리사, 신체적·정신적·사회적 재활을 위한 여러 가지 요법의 치료를 수행하는 치료사가 있다. 치료사는 치료요법에 따라 물리치료사, 작업치료사로 구분한다.

④ 지원직원

지원직원은 행정보조, 청소용역원, 조리사 등 의료팀에 필수적인 지원서비스를 제공한다.

감염병전문병원의 의료진은 공기격리지침을 적용하여 환자 진료 및 지원 시 보호복을 착용하며, 환자격리실과 분리된 구역에서 환자를 관찰·간호하며, 진료를 위한 준비, 대기, 기록, 보고, 사무, 행정 등의 업무를 수행한다. 이동이 제한적인 격리환자의 간호는 일반 환자에 비해 물품 전달 및 청소, 소독 등의 업무가 과중 되며 보호복 착용에 따른 고통을 감내해야 하고 예상하기 어려운 감염에 대한 두려움과 업무의 불안정함으로 신체적·정신적 스트레스가 동반된다. 따라서 의료진의 업무과중과 스트레스를 해소할 수 있는 안전하고 효율적이며 지원적인 공간의 제공이 고려되어야 한다.

31　체온, 호흡, 맥박, 혈압 등 신체의 생리적 반응이나 기능 측정

(3) 물품

물품은 의료서비스 제공을 위해 사용되는 재료 및 장비이다. 약물, 의료기기 및 진단도구 등이 포함된다. 물품의 안전하고 효율적인 공급과 사용, 물품별 보관 및 유지관리를 지원하는 시설이 필요하다. 의료서비스 기능에 따른 물품의 분류는 다음과 같다.

① 의료장비와 의료기기

의료장비와 의료기기는 의료 목적으로 사용되는 장치 및 기구이다. 의료장비는 MRI, X-ray와 같이 의료에 사용되는 크고 복잡한 기계로서, 일반적으로 고정되어 있으며, 전용실과 필요 설비를 갖추어야 한다. 의료기기는 청진기, 체온계, 혈당 모니터와 같이 환자에게 직접적으로 사용되는 소형 기기이다. 일반적으로 이동이 가능하며, 각종 진료실에서 편리하게 보관하고 사용할 수 있는 접근성이 중요하다. 의료장비의 보관, 유지관리 및 사용을 위한 적절한 전기·통신설비의 구축과 시설의 계획이 고려되어야 한다.

② 의료용품

의료용품은 주로 주사기, 바늘, 거즈 붕대 및 의약품과 같은 용품으로 환자 진료에 사용되며, 멸균상태를 유지하기 위해 적절한 보관과 취급이 필요하다.

③ 린넨

시트, 담요, 수건, 환자복 등이 해당된다. 사용 전 청결린넨, 사용 후 오염린넨으로 구분되어 보관 및 회수하며 감염방지를 위한 적합한 세탁의 처리가 요구된다.

④ 개인보호장비(PPE:Personal Protective Equipment)

개인보호장비는 의료진이 감염 확산으로부터 자신과 환자를 보호하기 위해 사용하는 용품으로 장갑, 마스크, 가운 등이 해당된다. 감염확산방지의 효과를 유지하기 위해 적절하게 보관 및 취급되어야 한다.

⑤ 음식물

음식, 음료 및 급식튜브(Feeding Tubes)와 같은 품목이 해당된다. 환자에 적합한 영양공급을 위해 사용되며, 오염을 방지하기 위해 적절하게 보관 및 취급되어야 한다.

⑥ 청소용품

병원 내 깨끗하고 위생적인 환경을 유지하기 위해 사용되는 물품으로 소독제, 세제 및 청소도구가 해당된다.

물품은 사용 전, 사용, 사용 후, 재사용 또는 폐기의 과정을 거치면서, 청결물품, 오염물품, 폐기물로 분류되며, 청결도에 따라 영역과 동선이 분리되도록 계획되어야 한다. 사용된 물품은 분류 → 오염제거 → 멸균 → 보관의 과정을 거쳐 재사용되거나 분류 후 폐기된다. 그림 1-10은 이러한 물품의 재사용의 순환 과정을 도식화 한 그림이다.

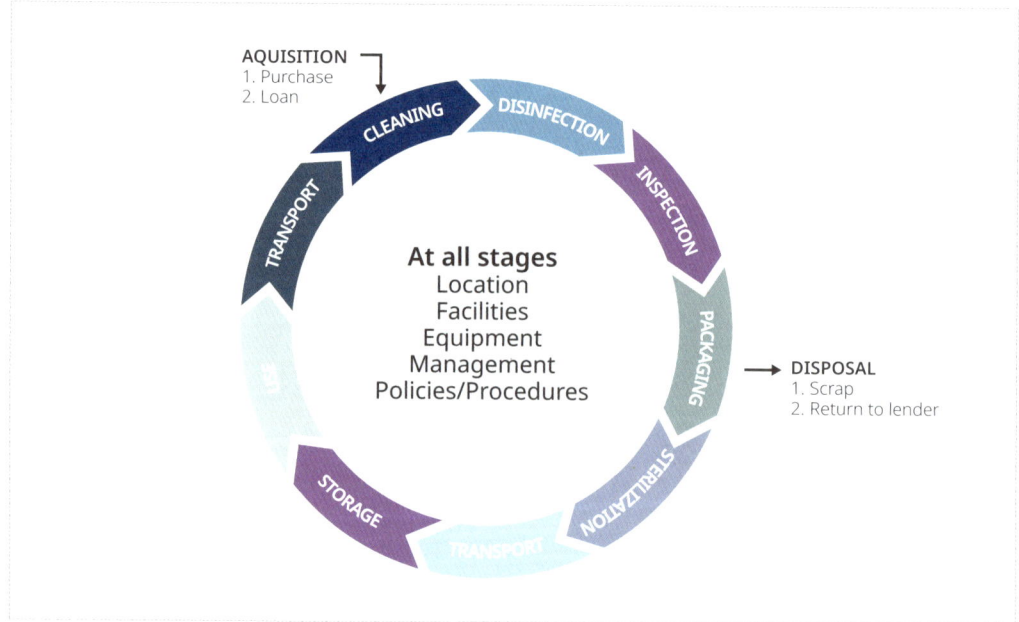

그림 1-10. 물품의 재사용 과정

(Inflection Prevention & Control Sterilisation in CSSDS, Angelo Giambrone, 2021)

감염병전문병원은 공기주의격리에 따라 환자진료영역이 물리적으로 구분되며, 구역 간 물품의 이동이 제한된다. 환자진료영역으로 공급되는 청결물의 반입은 의료진에 의해 수행되므로 청결물의 보관 및 비치는 의료진 진료영역 인근에서 이루어진다. 청결물의 종류는 멸균 보관해야 하는 의약품 및 의료용품, 청결린넨, 소모품, 기기 및 장비가 있다. 입원진료부문의 경우 필수적으로 배식동선의 연결이 필요하며, 배선카트의 이동에 유의하여야 한다. 감염환자의 배식은 모병원의 급식실을 활용하거나 일회용식이 공급되며, 배선카트로 반입되고, 이후 남은 용기 및 음식물 쓰레기는 폐기물로 처리된다. 이때 공급을 위해 사용된 배선카트는 배선실에서 소독 후 부서에서 반출되어야 한다. 환자진료 후 발생하는 오염물은 오물, 재사용 기기 및 장비, 오염린넨, 폐기물로 나뉜다. 오물은 오물처리실에서 처리되며, 재사용 기기는 세척 및 소독 후 보관하며, 재사용 장비는 소독 후 보관한다. 오염 린넨은 폐기물로 분류되며 병원 운영에 따라 모병원에서 처리하거나 위탁 처리한다. 폐기물은 격리의료폐기물, 위해의료폐기물, 일반폐기물로 분류되며 운영에 따라 각 부서에서 멸균처리 또는 소독 후 보관하여 감염 폐기물 전용 엘리베이터를 통해 이동하여 중앙공급부에서 수집 또는 멸균처리 후 폐기한다.

1.3.2 행위

행위는 진료를 중심으로 출입과 지원으로 나뉜다. 의료서비스 그 자체를 의미하는 진료의 안전성과 효율성을 최우선으로 감염통제를 위한 출입의 구조를 고려해야 하며, 진료자원의 공급을 위한 대상별 지원 및 편의를 위한 공간을 구축해야 한다.

(1) 출입

출입은 의료서비스 즉, 진료를 받거나, 제공하기 위해 대상이 접근하는 과정이다. 환자와 의료진은 병원외부에서 원하는 의료서비스를 제공하거나 제공받기 위한 진료실에 이르기까지 많은 단계의 출입을 거쳐야 한다. 이러한 과정을 크게 세 단계로 나누면, 병원 외부에서 병원 내부로의 출입, 병원의 로비에서 각 부서로의 출입, 부서 내 진료 공간으로의 출입으로 나눌 수 있다.

환자의 출입단계는 첫 번째, 병원외부에서 내부로의 출입에서 환자의 초기 평가와 분류행위가 일어나며, 관련실은 입구와 분류소, 보안실이 해당된다. 두 번째, 병원로비에서 각 부서로의 출입에서는 환자 초기분류에 따른 진료접수 및 부서로의 이동, 부서출입이 일어나며, 관련실은 접수와 부서별 접수대 또는 간호스테이션이 해당된다. 세 번째, 부서 내 진료실로의 출입에서는 대기, 갱의 등의 행위가 일어나며, 관련실은 대기실, 갱의실이 있다.

의료진의 출입단계는 첫 번째, 병원외부에서 내부로의 출입에서 감염환자와 분리된 주차장 또는 입구로의 접근이 필요하며, 의료진 감염여부에 대한 검사과정이 필요하다. 관련실은 입구와 분류소, 보안실이 해당된다. 두 번째, 의료진 전용동선을 통한 각 부서로의 출입에서는 부서 청결도에 따른 갱의 과정이 이루어진다. 관련실은 의료진 갱의실이 있다. 세 번째, 부서 내 진료실로의 출입에서는 감염병 환자의 진료를 위한 보호복의 착의 및 탈의 과정이 이루어지며, 관련실은 입갱의실과 출갱의실이 있다.

물품의 출입단계는 하역, 보관, 반입, 반출로 나뉜다. 병원외부에서 내부로 출입 시 청결물의 하역과 보관이 구분되어야 하며, 각 부서로 이동 시 전용코어(청결물, 배선, 일반)를 통해 부서로 반입된다. 사용 후 물품별로 분류하여 처리 및 보관하며, 폐기물 전용동선 및 오염하역을 통해 반출된다.

출입영역의 주요 고려사항은 접근성, 보안성, 안전성이다. 환자 출입에 있어서 접근의 안전과 편안함, 쉬운 길찾기를 위한 시설의 계획이 중요하며, 의료진 및 물품출입에서는 부서와 부서 내 구역이동에 따른 안전성이 요구된다.

(2) 진료

진료는 주로 전문의료진이 제공하는 진단과 치료를 의미한다. 세계보건기구에서는 개인, 가족 및 지역사회의 건강을 유지하거나 향상시키는 모든 활동으로 예방, 진단, 치료 및 재활이 포함될 수 있으며 1차 진료소, 병원 및 지역보건센터와 같은 다양한 환경에서 제공될 수 있는 포괄적인 범위로 정의하고 있다. 이는 의료서비스의 수급자와 공급자의 범주를 확대한 통합적인 정의이다. 감염병전문병원은 의료지원체계의 중개적 역할을 담당하는 공공보건의료의 중요한 지표로서 감염병의 예방, 검사, 진단, 치료, 재활의 포괄적인 의료서비스를 고려해야 할 것이다(그림 1-11).

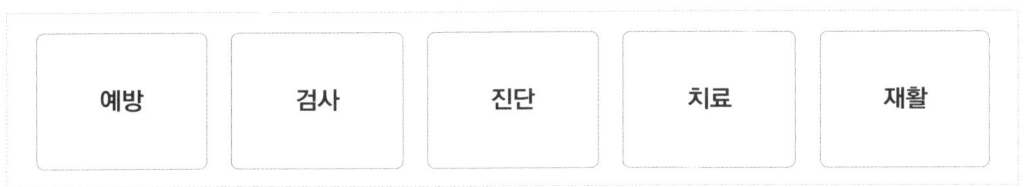

그림 1-11. 진료의 요소

출처: WHO, People-centred and integrated health services: an overview of the evidence, 2015

　예방은 주로 환자 및 환자가족의 교육에 의해 이루어진다. 검사는 진단을 위해 이루어지며 환자의 진찰, 검체를 검사하는 검사, 신체를 직접 조사하는 검사로 나뉜다. 검체를 검사하는 검사를 임상병리검사라고 한다. 검체는 검사자로부터 채취된 뇨, 혈액, 변, 객담(가래) 및 각종 체액(뇌척수액, 복수, 흉수)과 내시경이나 수술로 얻은 조직편 등으로 구분되며, 검체의 분석방법에 따라 검사의 종류가 달라진다. 검사의 종류는 화학적으로 분석하는 생화학검사, 조직이나 세포 등을 형태학적으로 관찰하는 병리검사, 세균학적수법으로 병원미생물을 증명하는 세균검사, 항원·항체 등을 검사하는 면역 혈청학적 검사와 일반 혈액검사 등이 있다. 신체를 직접 조사하는 검사에는 생리학적검사와 부하기능검사, 내시경검사, 영상진단검사 등이 있다. 생리학적 검사는 혈압, 심전도, 맥박, 뇌파, 근전도, 폐기능 검사 등 신체의 생리적 반응이나 기능을 측정하는 검사가 해당된다. 부하기능검사는 검사자에게 일정한 부하(자극이나 부담)를 주어서 반응을 측정하여 장기의 상태를 진단하는 것이다. 신장기능검사, 간기능검사, 심전도검사 등이 해당된다. 영상진단검사는 X-선, 초음파, 전자파 등을 이용하여 머리, 가슴, 복부로부터 전신의 병변 부위를 영상화하여 관찰하는 검사이다. 이외에 신장, 체중의 측정이나 시력, 안압, 청력, 평형기능 검사 등이 있다.

　진단에 따라 환자는 질환, 수술 여부, 연령 및 중증도가 분류되며, 치료를 위한 부서로 이동한다. 진찰은 주로 외래 진찰실에서 이루어지며, 문진, 청진, 촉진 등을 통해 환자에서 필요한 검사나 처치, 처방을 한다. 치료는 입원병실, 외래처치실 및 주사실, 시술실,

수술실에서 이루어지며, 치료 이후 필요에 따라 신체적·정신적·사회적 회복을 위한 재활의 과정이 이루어진다.

아직 감염병전문병원은 급성기환자를 중심으로 한 진료체계로 재활의 단계까지 고려하지는 못하고 있다. 의료지원 네트워크를 활용한 아급성기 또는 장기요양병원의 활용이 가능하며, 장기적으로는 재활까지 가능한 체계로 발전할 것으로 예상된다. 진료영역의 주요 고려사항은 환자안전, 감염관리, 환자와 의료진에게 편안하고 지원적인 환경이다.

(3) 지원

지원은 행정, 사무, 물류의 공급 및 유지관리 등 진료에 필요한 유·무형의 자원의 공급과 대상별 편의를 위해 제공되는 환경이다. 관리 운영을 위한 원무, 행정실, 전산실 등이 있으며, 물품공급 및 유지관리를 위한 중앙공급실, 소독실, 약제실, 급식실, 세탁실, 기계실 등이 있다. 편의 지원은 대상별로 환자 및 환자 가족을 위한 종교실, 상점, 식당, 휴게실 등이 있으며, 의료진을 위한 교육실, 연구실, 휴게실 등이 있다. 지원영역의 주요 고려사항은 기능성, 효율성 및 안전성, 편의성이 있다.

이외에도 병원을 이용하는 대상은 의료기기 및 장비, 약품 판매업자, 지역주민 등이 존재하나, 감염병병원의 특성상 방문객의 출입이 제한되므로 환자(환자 가족 포함), 의료진, 물품을 중심으로 대상을 파악하였다.

1.4 건축계획요소

감염병전문병원의 건축계획요소는 병원의 건축계획요소[32]를 기반으로 의료관련 감염지침에 따른 대상과 행위의 특성을 고려하며, 사용자의 요구를 충족하기 위한 공간구성의 기본 원리이다.[33]

제1급 감염병에 확진된 중증·위중증 환자를 대상으로 한 감염병전문병원은 의료관련 감염에 대응할 수 있는 공기격리지침에 의한 시설을 설치·운영하여야 하므로, 대상 환자와 의료진 중심의 안전성, 효율성, 안정성을 고려해야 한다(그림 1-12).

안전성	분리성	공간분리	구역, 영역, 대상별 공간구획
		동선분리	대상별 동선분리 및 교차오염방지
	완결성		공간구획별 독립운영 및 작업완결성 확보
효율성	관찰성		구획된 공간사이의 시야연계
	접근성		구획된 공간사이의 동선연계
안정성	편의성		편리하고 인체공학적인 공간계획
	환기성		자연채광, 외부조망 등 자연요소 도입
	지원성		소통, 휴게공간 확보

그림 1-12. 감염병전문병원의 건축계획요소

---

32 Marko Jaušovec, Branko Gabrovec, Architectural Evaluation of Healthcare Facilities: A Comprehensive Review and Implications for Building Design, MDPI, Buildings 2023, 13, 2926
33 최광석, 감염병 예방을 위한 건축물 시설가이드라인 설정에 관한 기초 연구, 의료·복지 건축, 2022-09, pp.27~38

1.4.1 안전성

감염전파 방지를 위한 환자와 의료진의 안전을 위해 공간 및 동선이 분리되어야 하며, 공간구획 별 독립 운영 및 구역 내 작업의 완결성이 보장되어야 한다.

(1) 공간분리

공간분리는 구역, 영역, 대상별로 이루어진다.

구역은 다양한 수준의 청결과 안전을 유지하기 위해 사람과 물품의 이동을 통제하는 공간의 구획이다. 구역통제를 기반으로 구역을 진출입하는 영역을 전이구역이라 한다. 감염병전문병원의 구역은 크게 감염구역과 비감염구역으로 나뉜다. 감염의 통제는 공기격리방식에 따르며, 감염구역에서 비감염구역으로 공기가 흐르지 못하도록 감염구역은 음압을 유지한다. 따라서 감염구역은 음압구역이 된다. 비감염구역은 무압구역으로 비음압구역이라 한다. 부서 중 중환자부와 수술부은 위중증 환자의 진료가 수행되는 공간으로 면역력이 저하된 환자와 신체가 노출된 상태의 환자 감염을 줄이기 위한 공기청정도가 요구된다. 이에 따라 부서 내 진료영역의 공기청정도가 요구되며, 이를 기준으로 청결구역과 오염구역을 분류하였다. 구역의 분류를 종합하면 다음과 같다.

① 환자 격리에 따른 구역의 분류
- 음압구역
- 전이구역
- 비음압구역

② 공기청정도에 따른 구역의 분류
- 청결구역
- 전이구역
- 일반구역

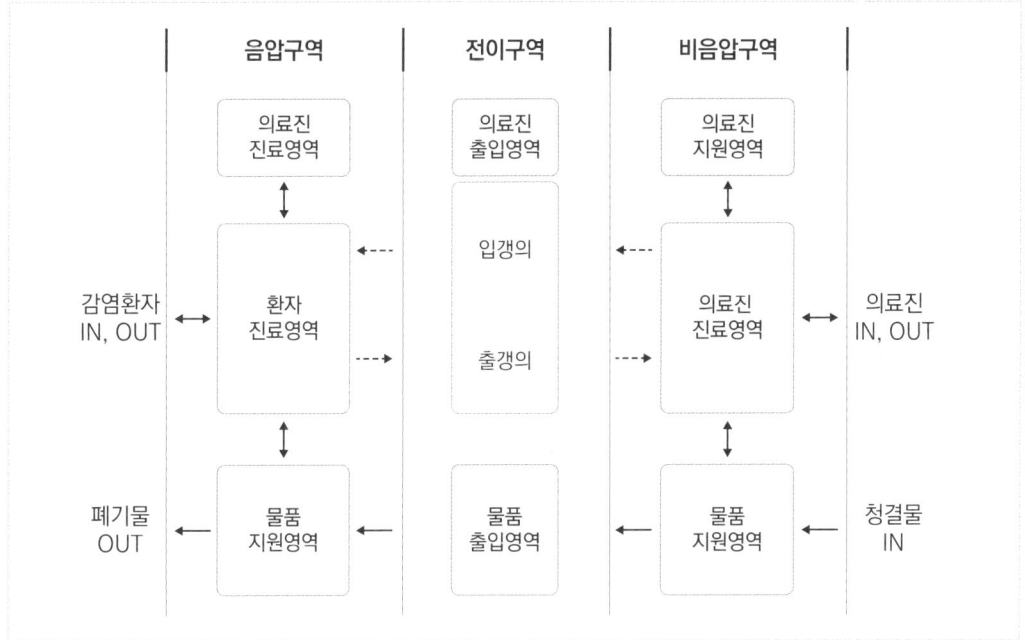

그림 1-13. 감염병전문병원의 구역 및 영역 개념도

환자 격리에 따라 구역을 음압구역, 전이구역, 비음압구역으로 분리하고, 구역 내 대상(환자, 의료진, 물품), 행위(출입, 진료, 지원)별 영역의 구성을 기반으로 작성한 개념도가 그림 1-13이다. 환자 및 의료진 진료영역에 공기 청정도에 의한 청결구역이 요구되는 경우 구역이 더 세분화될 수 있다.

음압구역은 환자진료영역인 음압진료유니트(음압전실+음압진료실)와 진료실에서 사용 후 배출된 오염물 및 폐기물을 처리(분류, 세척, 소독, 보관, 폐기)하기 위한 물품지원영역이 필수영역이며, 필요시 보조간호스테이션 및 간이검사실 등이 의료진 진료영역이 포함된다.

비음압구역은 감염환자의 진료 준비 및 환자 상태관찰을 위한 간호스테이션을 중심으로 한 의료진 진료영역과 의료진 사무, 당직, 휴게 등을 위한 의료진 지원영역, 물품지원영역이 있다. 물품지원영역은 진료에 사용되는 청결물, 소모품, 장비의 보관을 위한 영역으로 간호스테이션 및 준비실 인근에 배치된다.

전이구역은 비음압구역과 음압구역을 이동하는 출입영역으로 의료진 출입영역과 물품 출입영역으로 구성된다. 의료진 출입영역은 의료진이 비음압구역에서 음압구역으로 이동 시 보호복 착의를 위한 입갱의공간과 음압구역에서 비음압구역으로 이동하기 위해 오염된 보호복을 탈의, 샤워(필요시), 샤워 후 착의하는 출갱의 공간으로 구성한다. 물품 출입영역은 음식물을 공급하는 배선실, 기타 물품이나 장비를 공급하는 물품용 전실로 구성한다.

(2) 동선분리

의료관련감염에 대응하기 위해서는 교차오염[34]을 방지해야 하며, 이를 위해 대상별 동선이 분리되어야 한다. 우선적으로 환자와 의료진의 동선이 구분되어야 하며, 청결물과 오염물의 동선이 구분되고, 청결→오염의 일방향으로 물품동선이 진행되어야 한다. 진료체계에 따라 환자, 의료진, 물품으로 동선 흐름을 파악하였다.

① 환자동선(그림 1-14)

가. 이송환자

- 이송환자는 시·도 단위의 국가지정 입원(격리)병상에서 이송되는 것으로 가정함.
- 이송환자는 신종 감염병 확진환자로 중증의 상태로 음압 격리 환자 이송수단에 의하여 이동됨.
- 이송환자는 감염병전문병원 감염병의뢰센터로 도착하여 환자의 감염여부 또는 중증상태에 따라 해당 병실로 이송.
- 환자 이송완료 시까지 입원준비가 완료되지 않을 경우 감염병의뢰센터에서 대기.
- 음압격리병상으로 이동하는 환자는 별도의 감염병 환자 전용 엘리베이터를 이용하여 이동함.

---

34 박테리아 바이러스 또는 기타 병원균과 같은 유해 미생물이 한 표면에서 다른 표면이나 물체로 의도치 않게 옮겨지는 것

- 모든 환자는 환자전용 승강기를 통하여 이동하며 환자복도가 별도로 지정된 병동에서는 의료진용 복도와 구분된 환자용 복도사용.
- 외부 의뢰 검체의 이동은 신종감염병 의심환자의 경로를 따름.
- 완치 후 환자는 의료진 동선을 통하여 퇴원함.

나. 외래환자

- 외래환자는 모병원의 외래진료부 또는 감염병 진료센터 내원 환자가 감염병의 확진 또는 의심되는 경우로, 감염병 환자 의뢰센터를 경유하여 입원하게 됨.
- 입원에 필요한 원무/접수는 입원 시 보호자에 의하여 이루어지거나, 보호자가 없는 경우 입원 후 병실에서 직원의 방문으로 이루어지는 것으로 가정함.
- 모든 환자는 환자전용 승강기를 통하여 이동하며 환자복도가 별도로 지정된 병동에서는 환자용 복도 사용.
- 외부 의뢰 검체의 이동은 신종감염병 의심환자의 경로를 따름.
- 완치 후 환자는 의료진 동선을 통하여 퇴원함.
- 환자의 병동 간 이동이 있을 경우 음압격리이동장비와 환자복도를 이용함.

다. 환자가족

- 보호자가 입원환자를 면회하기 위하여 감염병전문병원의 일반출입구로 내원함.
- 보호자는 병동 출입 전 면회 접수를 하고 해당 병동의 간호사의 안내에 따라 지정장소에서 면회 가능.
- 면회 전 보호자 대기실에서 대기하며 보호장구 착용 필요시 교육 실시.

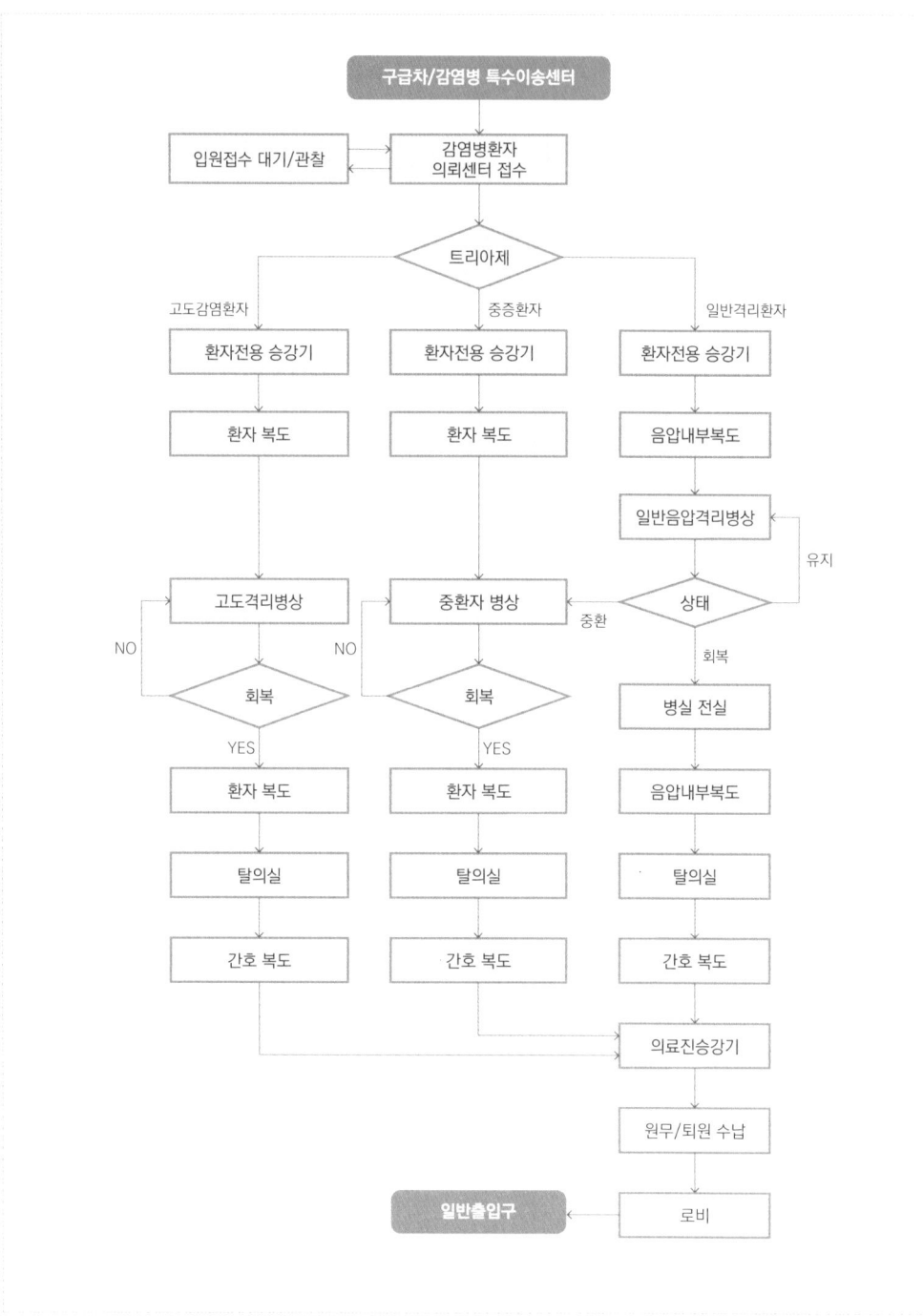

그림 1-14. 이송환자의 입·퇴원 흐름도
질병관리본부, 감염병전문병원 설립방안 연구개발, 2016, 이송환자의 입·퇴원 흐름도를 기반으로 재작성

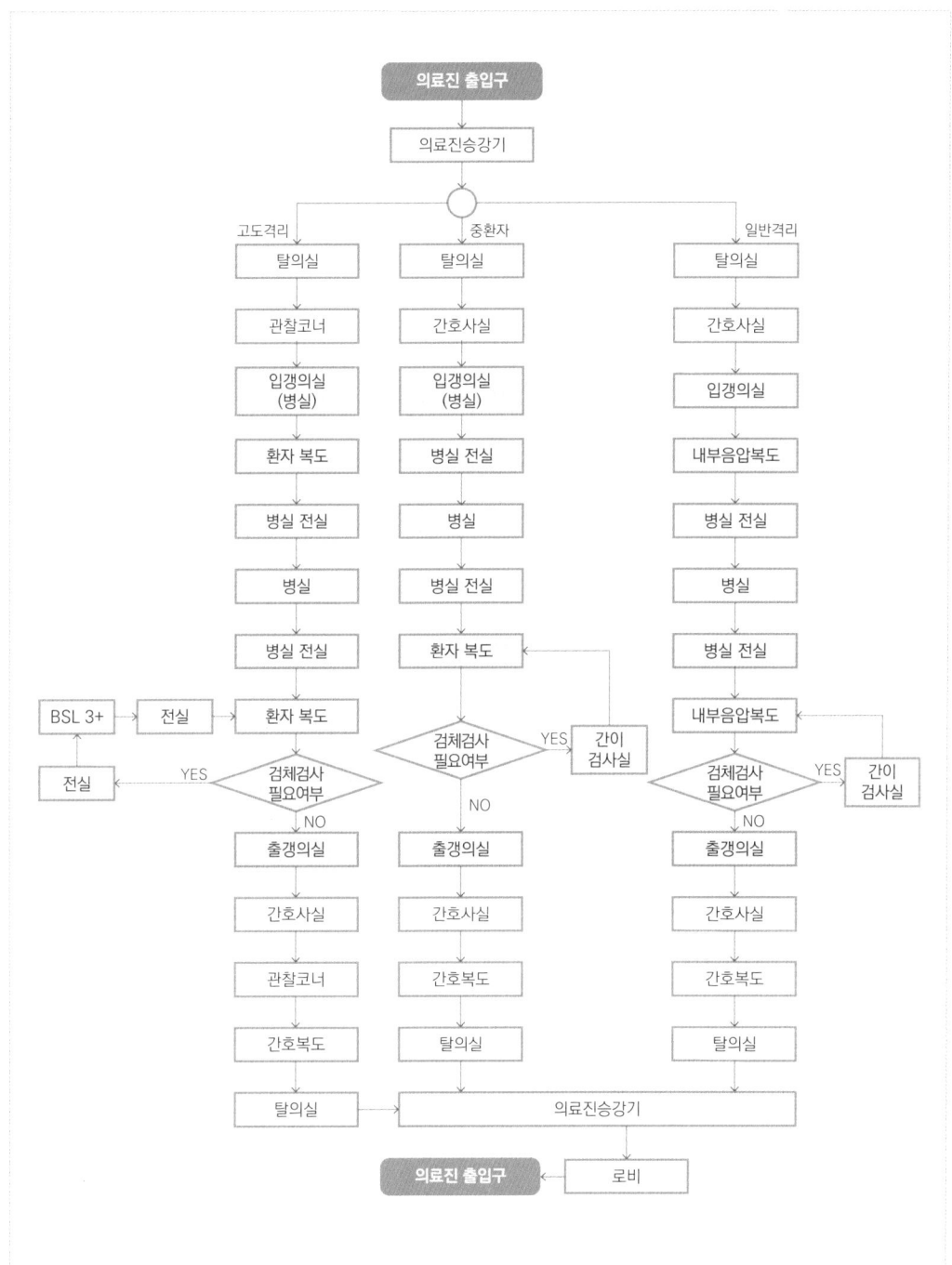

그림 1-15. 병동간호사 동선 흐름도

질병관리본부, 감염병전문병원 설립방안 연구개발, 2016, 간호사 동선 흐름도를 기반으로 재작성

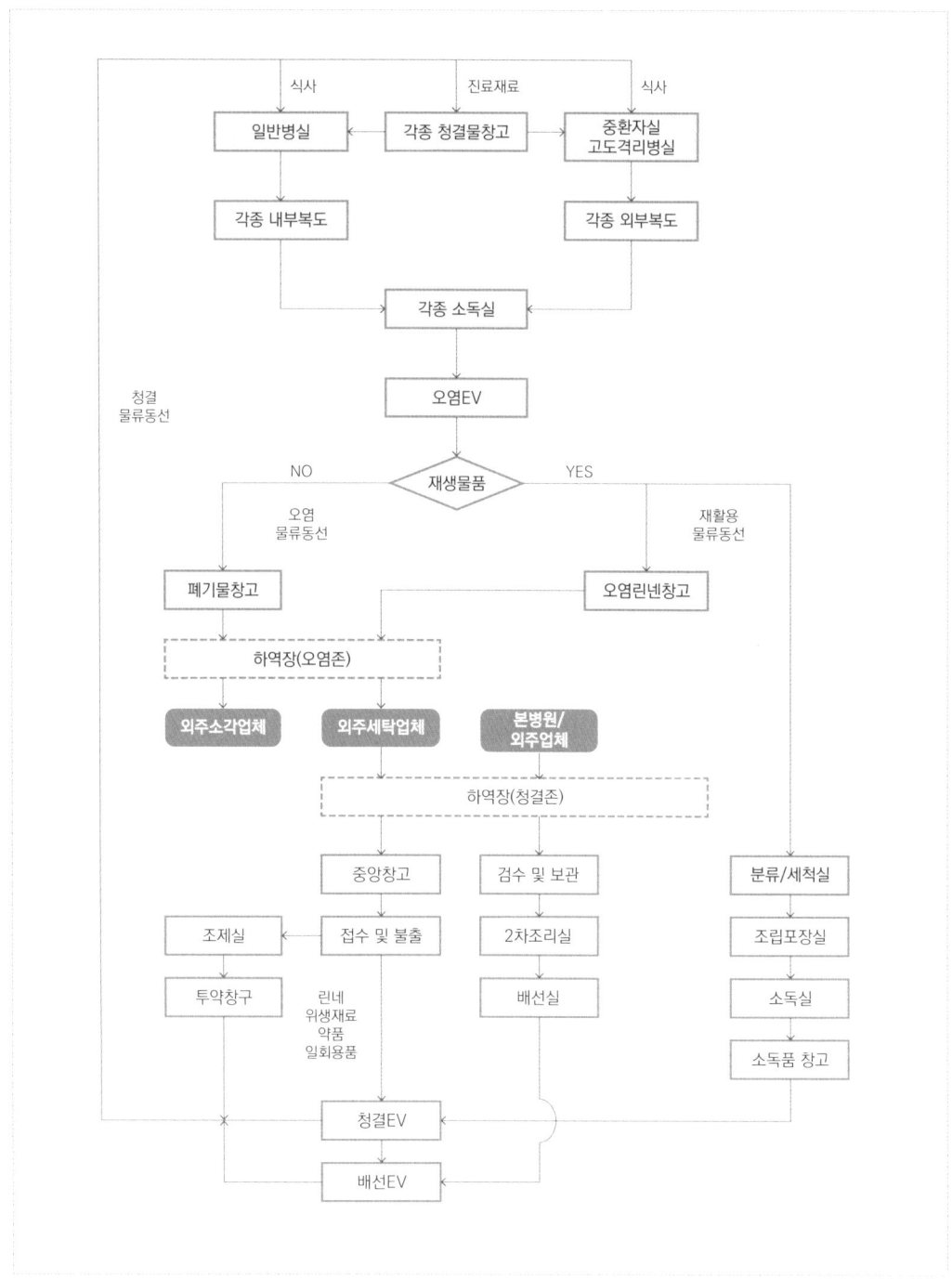

그림 1-16. 물품 서비스 흐름도

질병관리본부, 감염병전문병원 설립방안 연구개발, 2016, 서비스/물류 흐름도를 기반으로 재작성

② 의료진

가. 병동간호사(그림 1-15)

- 의료진 전용 출입구를 통하여 진입. 의료진 전용 승강기 사용.
- 해당 병동 탈의실에서 간호복으로 환복함.
- 필요시 지정된 입/출갱의실에서 보호복 착용 및 탈의.

③ 물품(그림 1-16)

- 병동의 오염폐기물 또는 세탁물은 해당 층의 오토클레이브에서 선 소독 후 이송.
- 식기 및 카트는 중앙 소독실에서 소독하되 완전히 포장된 상태로 이송되어야 함. 1회용 식기사용 고려.
- 하역장은 청결 및 오염구역으로 구분되어 일반인의 접근이 통제 가능해야 함.

(3) 완결성

감염병전문병원은 위기시 독립적으로 운영할 수 있는 체계를 확보해야 한다. 따라서 필수 시설과 인력을 확보하여야 하며, 자원의 투입이 제때 이루어질 수 있도록 계획되어야 한다. 부문 및 부서도 독립적인 운영에 필요한 시설을 갖추어야 하며, 부서 내 구역 또한 작업의 완결성을 고려하여 충분한 지원시설이 고려되어야 한다.

1.4.2 효율성

감염병전문병원은 공간분리, 동선분리 등의 안전성을 기반으로 하는 동시에 환자 관찰이 용이하며, 응급상황에 신속하게 대처할 수 있는 효율성을 확보해야 한다. 가급적 의료진이 복잡한 절차수행이 없이도 환자를 관찰할 수 있도록 의료진 진료영역과 환자 진료영역이 가까운 거리에서 시각적으로 연계되어야 하며, 보호복 착용 등 안전을 위한 최대한의 절차를 수행한 상태에서는 환자 진료 이외에 물품 처리 등의 작업을 효율적으로 할 수 있는 충분한 공간이 확보되어야 한다.[35]

---

35 최광석, 감염병 예방을 위한 건축물 시설가이드라인 설정에 관한 기초 연구, 의료·복지 건축, 2022-09, pp.27~38

(1) 관찰성

종합병원의 경우 환자 진료영역과 의료진 진료영역의 공간구분이 없이 바로 관찰 및 접근이 가능하나, 감염병전문병원의 경우 공간구획에 따라 물리적 접근이 제한된다. 따라서 지속적인 모니터링을 위한 시야연계를 고려하여, 병실, 병실전실의 도어에 관찰창(0.72㎡ 이상, 두께 12㎜ 이상)을 설치하고, 음압복도와 간호스테이션 간에 시야가 연계될 수 있는 구조를 확보하여야 한다.

표 1-16. 간호스테이션과 환자진료영역 배치타입

구분	A.수평형	B.수직형	C.주위형
공간 형태	WARD / N.S	WARD / N.S / WARD	WARD / N.S / WARD

여정, 2022, 〈개방식 병상구역의 유형〉를 기반으로 재작성

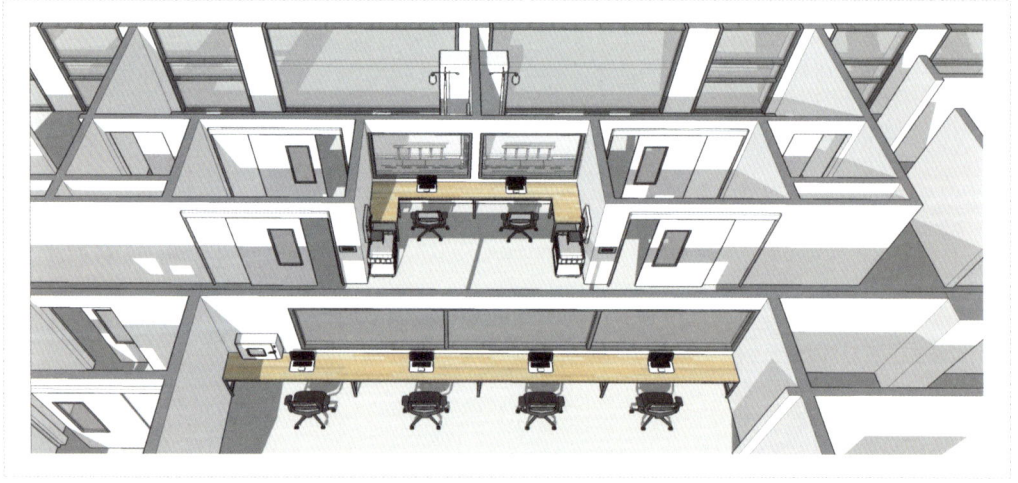

그림 1-17. 관찰창 설치 개념도

(2) 접근성

응급 환자진료를 위한 접근성을 고려하여 입·출갱의실이 계획되어야 한다. 중증환자의 경우 지속적인 모니터링 및 응급 시 신속한 접근이 요구되므로 이를 위한 구조가 고려되어야 한다.

(3) 편의성

진료실은 이동이 제한되는 환자치료를 위한 이동식 장비 등이 지원될 수 있는 치료 및 이동공간의 확보가 고려되어야 하며, 음압격리구역에서 의료진 진료 후 물품 처리 등을 편리하게 수행할 수 있는 충분한 공간이 확보되어야 한다.

1.4.3 안정성

감염병전문병원은 격리로 인해 이동이 제한적인 환자와 이를 위해 환자의 손과 발이 되어 강도 높은 진료를 수행해야 하는 의료진의 안정성을 고려한 시설의 계획이 요구된다. 안정성은 사용자가 스트레스의 상황에서 자기조절 및 사회적 지원, 주의 환기를 통해 스트레스를 경감하고 심리적으로 편안한 상태에 이르는 것으로, 특히 감염병전문병원에서는 환자뿐만 아니라 의료진의 안정성 또한 세심하게 고려되어야 한다. 안정성을 위한 건축계획요소는 환기성과 지원성으로 분류하였다. 환경의 편의성도 안정성에 중요한 요소로 앞서 언급한 효율성에 포함하였다.

(1) 환기성

주의환기(Positive Distraction)는 음악이나 그림, 수족관, 특히 자연 채광과 외부 조망 등 사용자의 스트레스를 일시적으로 분산시킬 수 있는 적정한 수준의 주의환기요소를 제공하는 것으로 정서적 안정과 건강에 도움이 되며, 그중 자연경관을 조망하는 것은 가장 긍정적인 주의 환기 요소이다.[36] 음압격리진료실 설치 시 채광 및 조망 등을 고려하여 계획하며, 의료진 진료영역 또한 외부조망, 외부 휴게공간의 연계 등을 고려하여 스트레스를 경감할 수 있도록 한다.

(2) 지원성

사회적 지원(Social Support)은 심리적 또는 업무적으로 혼자가 아니라 누군가의 지원이 가능하다고 느끼도록 하는 것으로, 업무강도와 책임이 높은 직책의 경우 가족 또는 친구들과 같이 의지할 수 있는 주변 여건이 있는 경우가 그렇지 않은 경우보다 스트레스를 덜 받고 건강하다는 것이다[37]. 격리환자의 경우 의료진의 접촉성을 증가시킬 수 있는 공간, 환자 가족의 면회를 고려한 공간의 계획이 요구되며, 의료진의 경우 스트레스로부터 잠시 떨어져 쉴 수 있는 의료진 전용 휴게공간 또는 주변의 동료 및 의료팀과 소통할 수 있는 공간의 제공이 필요하다.

병원의 공간구성요소를 대상(환자, 의료진, 물품)과 행위(출입, 진료, 지원)로 구분하였다. 감염병전문병원은 제1급 감염병에 걸린 중증·확진 환자를 대상으로 공기주의격리지침에 의한 음압격리진료실을 상시 운영해야 하므로, 이에따른 시설의 안전성, 효율성, 안정성을 고려하여야 한다. 안전성은 감염전파방지를 위해 환자와 의료진의 안전을 확보하는 것으로 공간 및 동선의 분리성과 공간구획별 독립운영을 위한 완결성을 의미한다. 효율성은 안전성을 위한 물리적 공간이 구획에도 불구하고 지속적인 모니터링을 위한 시야연계를 고려한 관찰성, 응급상황에 신속하게 대처할 수 있는 접근성, 치료 및 장비접근이 용이하며 인체공학적으로 잘 설계된 공간의 편의성을 의미한다. 안정성은 격리로 인해 발생하는 환자와 의료진의 스트레스 경감을 위한 자연채광, 외부조망 등의 환기성과 접촉, 소통, 휴게를 위한 공간의 지원성을 의미한다. 그림 1-18는 이러한 공간구성요소와 건축계획요소를 통합한 감염병전문병원의 공간 개념도이다.

---

36 윤형진, 최광석, 병원에서 의료진의 안전과 건강을 위한 지원적 환경 디자인 전략과 사례연구, 2023, Korean Society for Quality in Health Care, Vol. 29
37 Ulrich R.S., 1997. "Effects of Interior Design on Wellness: Theory and Recent Scientific Research, Journal of Healthcare Design, pp 97-109

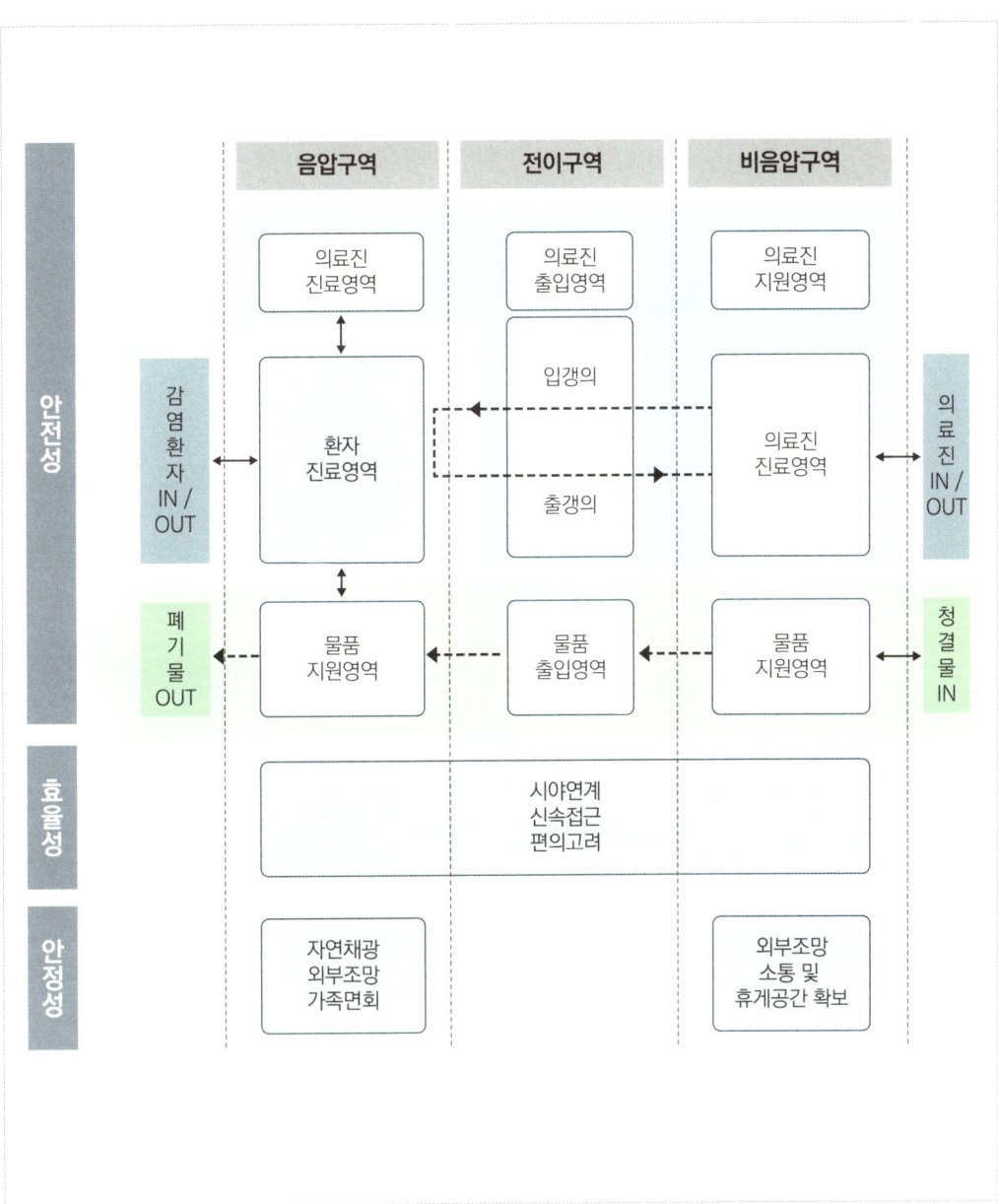

그림 1-18. 감염병전문병원의 공간개념도

참고문헌

감염병전문병원의 개념

감염병의 예방 및 관리에 관한 법률 제2조
감염병의 예방 및 관리에 관한 법률 제 8조의 2(감염병병원)
감염병의 예방 및 관리에 관한 법률 제16조(감염병 표본감시 등)
감염병의 예방 및 관리에 관한 법률 제41조(감염병환자등의 관리)
감염병의 예방 및 관리에 관한 법률 시행령 [별표 1의2]
감염병의 예방 및 관리에 관한 법률 시행규칙 별표2(감염환자등의 진단기준)
중앙방역대책본부·중앙사고수습본부, COVID-19 대응지침, 2021

감염병전문병원의 역사

Car Wagenaar, Noor Mens, Guru Manja, Colette Niemeijer Tom Guthknecht, A design manual hospitals, Birkhauser, 2018
Tatsuo Sakai1, Yuh Morimoto, The History of Infectious Diseases and Medicine, Pathogens 2022

감염전파경로 및 격리방법

유진홍, 의료관련감연관리의 원론과 전망, 대한의사협회지 통권 696호, 2018, pp.5~12
정선영, 격리방법길라잡이, Hanyang Medical Review Vol 31, pp. 190~199, 2011

의료관련감염 지침

질병관리본부, 의료관련감염 표준예방지침, 충북, 2017
CDC, 2007 Guideline for isolation precautions: preventing transmission of infectious agents in healthcare settings, 2022
iHFG, International Health Facility Guidelines part_E, 2020
iHFG, International Health Facility Guidelines part_D, 2022
WHO, Global report on Infection Prevention and Control, 2022

감염병 관련 시설지침 및 연구

보건복지부, 의료기관 건축설계 가이드라인 연구, 2018
보건복지부, 의료기관 환기기준 및 운영가이드라인 개발, 2016
보건복지부, 호흡기전담클리닉 운영지침, 2021
질병관리본부, 감염병전문병원 설립방안 연구개발, 2016

질병관리청, 국가지정 입원치료병상 운영과 관리지침, 2022
질병관리청, 의료관련감염병 관리지침, 2022
윤형진, 음압격리병실, 2020, 시공문화사

공간구성요소

국민건강보험법 시행령 제28조 제1항 제4호 심사평가원의 업무수행을 위한 환자 분류체계의 개발 및 관리
Inflection Prevention & Control Sterilisation in CSSDS, Angelo Giambrone, 2021

건축계획요소

윤형진, 최광석, 병원에서 의료진의 안전과 건강을 위한 지원적 환경디자인 전략과 사례 연구, 한국의료질향상학회지, 2023, vol.29, no.1
최광석, 감염병 예방을 위한 건축물 시설가이드라인 설정에 관한 기초연구, 의료·복지·건축 28권 3호, 2022, pp.27~38
ASPE, Impact of the COVID-19 Pandemic on the Hospital and Outpatient Clinician Workforce, ISSUE BRIEF, 2022
Marko Jaušovec, Branko Gabrovec, Architectural Evaluation of Healthcare Facilities: A Comprehensive Review and Implications for Building Design, MDPI, Buildings 2023, 13, 2926
Ulrich R.S., Effects of Interior Design on Wellness: Theory and Recent Scientific Research, Journal of Healthcare Design, 1997, pp.97-109

2

감염병전문병원 건축계획 단계

The stages of IDH architectural planning

건축계획단계

건축계획은 공간의 기능, 미학, 사용자 경험에 기반하여 공간의 관계, 동선의 흐름 등 공간구성을 구조화하는 과정으로 건축설계라고도 한다. 건축계획의 단계는 설계과정에 따라 기획설계, 기본설계, 실시설계로 구분된다. 기획설계는 건축의 목적과 프로그램을 수립하는 과정이며, 계획설계는 기획설계에서 이루어진 건축목적과 프로그램의 요구조건을 충족시키기 위한 규모, 배치, 예산을 정립하는 단계이다. 기본설계는 계획설계에서 정립된 규모, 배치, 예산을 기반으로 구체적인 도면(배치도, 평면도, 입면도, 단면도 등)을 작성하는 과정으로 토목, 구조, 기계·전기설비 등의 코디네이션이 수반되어야 한다. 실시설계는 건설 또는 시공을 위해 필요한 재료 및 수량 정보가 포함된 도면 및 서류(계산서, 시방서, 내역서)를 작성하는 과정이다. 이러한 복잡한 과정에서 이루어지는 중요 의사결정의 순서 및 다루는 공간의 스케일에 따라 감염병전문병원 건축계획의 단계를 배치계획, 부서계획, 단위공간계획으로 나누고 단계별 고려사항을 점검하였다. 그림 2-1은 Campus(단지) → Building(건물) → Department(부서) → Room(실)의 차례로 분화되는 공간의 스케일을 보여준다.

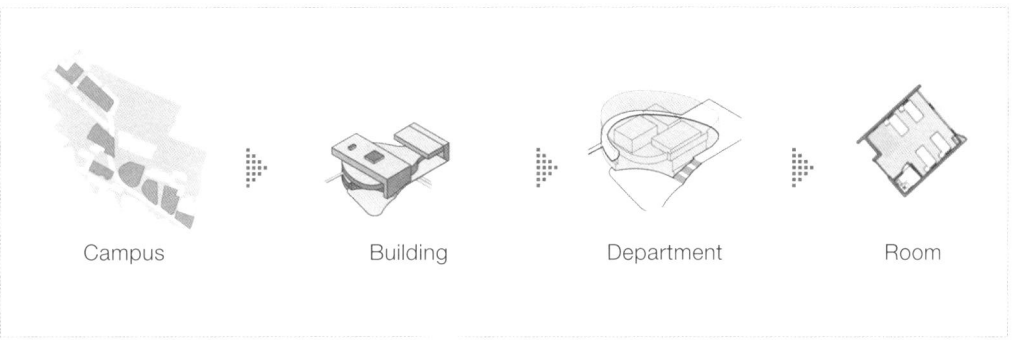

그림 2-1. 병원 건축계획 단계

출처: 간삼건축, 영남대 호흡기 질환센터, 2010

감염병전문병원 건축계획의 단계는 배치계획, 부서계획, 단위공간계획의 순서로 이루어지며, 각각의 단계별 계획은 서로 영향을 미치며, 상호 조화를 이루어야 하는 유기적인 관계이다. 배치계획은 부지선정, 마스터플랜, 배치계획, 동선체계계획, 부서배치계획으로 이루어진다. 부서계획은 구역계획, 영역계획, 동선계획, 단위공간 및 실 배치로 이루어진다. 진료단위공간은 환자영역, 치료영역, 이동영역으로 구성되며, 진료방식에 따라 영역별 필요 치수를 고려하여 계획한다(그림 2-2).

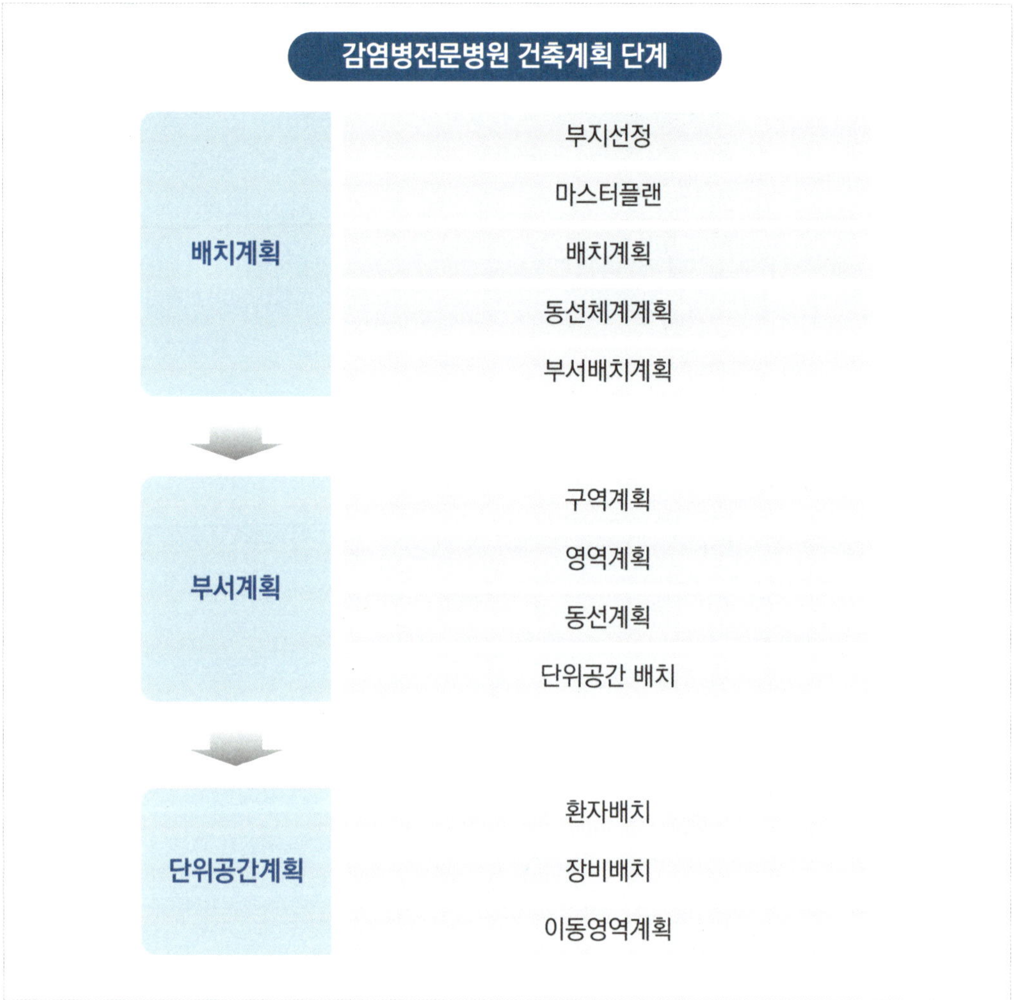

감염병전문병원 건축계획 단계

배치계획
- 부지선정
- 마스터플랜
- 배치계획
- 동선체계계획
- 부서배치계획

↓

부서계획
- 구역계획
- 영역계획
- 동선계획
- 단위공간 배치

↓

단위공간계획
- 환자배치
- 장비배치
- 이동영역계획

그림 2-2. 감염병전문병원 건축계획단계

2.1 배치계획

2.1.1 부지선정 및 마스터플랜

감염병전문병원의 부지는 도시계획적인 차원에서 결정되며, 고도의 경험과 숙련도를 요하는 전문적인 의료서비스의 추가적인 지원이 필요할 시 빠른 시간에 접근이 가능한 의료지원 네트워크를 기반으로 한다. 따라서 대부분 비상시에 필요한 인적·물적 인프라를 즉각적으로 확보할 수 있는 종합병원 또는 대학병원 단지 내에 계획되어 있다. 대규모 감염병 유행 시 대중의 접근이 용이하여야 하며, 감염병 전파 방지를 위해 분리될 수 있는 구조로 계획되어야 한다. 또한, 향후 시설의 확장을 고려하여 마스터플랜이 계획되어야 한다.

마스터플랜의 고려 사항은 다음과 같이 요약한다.

- 접근성(Access)
- 안전성(Safety)
- 확장성(Expansion)

사례병원의 감염병전문병원의 사업부지에 대한 위치도는 표 2-1과 같다. 모병원이 포함된 단지의 경계와 모병원의 건물배치, 감염병전문병원의 사업부지위치와 규모를 분석한 내용이다. 부지의 규모는 IDH_A, B, C 순으로 6,053.00㎡, 6,600.00㎡, 5,630.00㎡로 평균 6,094.33㎡이다. 사례 병원 모두 단지에서 대중이용에 용이한 지점에 위치해 있으며, 모병원의 단부에 계획되어 있어, 모병원과는 연결되지만, 타 건물과의 간섭이 최소화될 수 있도록 계획되어 있다.

표 2-1. 사례병원별 사업부지 위치도

구분	감염병전문병원 사업부지 위치도
IDH_A	
IDH_B	
IDH_C	
범례	─ 단지 경계선 ─ 모병원 건물배치 ▨ 사업부지

감염병전문병원의 모병원인 종합병원은 국공립병원에 해당하는 국립중앙의료원과 민간병원인 조선대학교병원, 순천향대학교부속 천안병원, 양산부산대학교병원, 칠곡경북대학교병원, 분당 서울대학교병원이 있다[1]. 설립주체에 따라서는 민간병원에 해당하나, 의료지원체계에 따른 공공보건의료를 담당한다. 모병원은 병상규모에 따라 종합병원 및 상급종합병원에 해당하며, 환자재원기간에 따른 급성기 병원이며, 환자의 중증도에 따라 중증 질환 진료 병원에 해당한다. 표 2-2는 국내 의료기관 분류기준에 따른 상급종합병원의 기준이다. 의료법상 300병상 이상, 진료과목 20개 이상으로 의료법상 4단계에 해당하며, 행정규칙상 중증질환 및 희귀난치성질환을 진료하는 3단계에 해당한다.

표 2-2. 국내 의료기관 분류기준

구분	의료법[2]			보건복지부 행정규칙[3]	
	설립기준	병상수	진료과목	단계	업무
의원급	1단계	30 미만	-	1단계	경증질환 외래진료 만성질환 외래진료
병원급	2단계	30~99	-	2단계	일반적인 입원 및 수술 전문적 관리가 필요한 질환
종합병원	3단계	100~299	7개 이상		
		300 이상	9개 이상		
상급종합병원	4단계	300 이상	20개 이상	3단계	중증질환 희귀난치성 질환

감염병전문병원은 대중의 접근성과 의료 인프라 확보를 고려하여 도심지 종합병원 단지 내에 설립되므로, 주로 좁은 대지 내에 병원기능이 수직적으로 배치된 단일 동의 형태로 배치되어 있다. 병원매스는 크게 기단부와 고층부로 나뉘어지며, 대부분 기단부에 통원진료부문과 중앙진료부문, 고층부에 병동부문, 지하에 공급부문이 배치되어 있다. 진출입을 위한 외부공간은 대규모 환자의 선별·분류를 위한 다목적공간으로 감염병전문병원에서 감염을 통제하는 중요한 공간이다. 지정된 전용 출입구에 이르기까지 차량 및 보행, 환자별 출입통제가 가능한 구조로 배치된다.

---

1 감염병전문병원 지정 의료기관 등 제2조 중앙감염병원의 지정 및 권역별 감염병전문병원 지정 등에 관한 고시 제2조 권역별감염병전문병원의 지정에 의함
2 의료법 제2조 의료기관
3 의료법 제3조의4 상급종합병원 지정

사례병원별로 건물 배치도와 단면도에 부문 및 부서의 배치와, 수직·수평으로 감염구역과 비감염구역의 분리를 분석한 것이 표 2-3이다. 공통적으로 모병원과 가까운 부분이 비감염구역으로 구성되어 있다.

IDH_A는 모병원과 향후 병원의 확장 예정 부지를 이어주는 전면부를 비감염구역, 후면부를 감염구역으로 설정하였다. 모병원과 연결통로 부위에는 교육연구부문(2~3F)과 일반외래(1F)가 배치되어있고, 향후 확장부지측은 부지레벨까지 외부지상 주차장이 배치되어 있다. 교육연구부와 주차장 사이에는 진단검사의학부(3F)와 영상의학부(2F)가 계획되어있어, 병원 단지 내 의료진 이동이 용이하다. 모병원의 일반환자는 연결통로를 통해 일반외래로 연결되며, 주차장이 외부공간으로 계획되어있어 감염통제에 유리하다.

IDH_B는 부지진입도로측의 일반외래부(B1F)와 모병원 연결통로측을 비감염구역으로 하여, 의료진과 일반환자의 동선이동을 고려하였다. 이외에는 전체 감염구역으로 설정되어있으며, 사례병원 중 감염구역의 비중이 가장 높다.

IDH_C는 사업부지가 모병원의 주출입구에 인접해 있어, 모병원과 최대한 이격되어있는 단부를 감염구역으로 설정하여 감염환자와 일반 이용객의 동선이 최대한 분리될 수 있도록 배치하였다. 교육연구부문(4F)을 통해 모병원과 의료진 동선이 연결된다. 단지레벨차를 이용하여 감염외래진료부(1F)와 일반외래진료부(2F)를 분리하여 배치하였다.

표 2-3. 사례병원 배치도 및 단면도

구분	배치도	단면도
IDH_A		

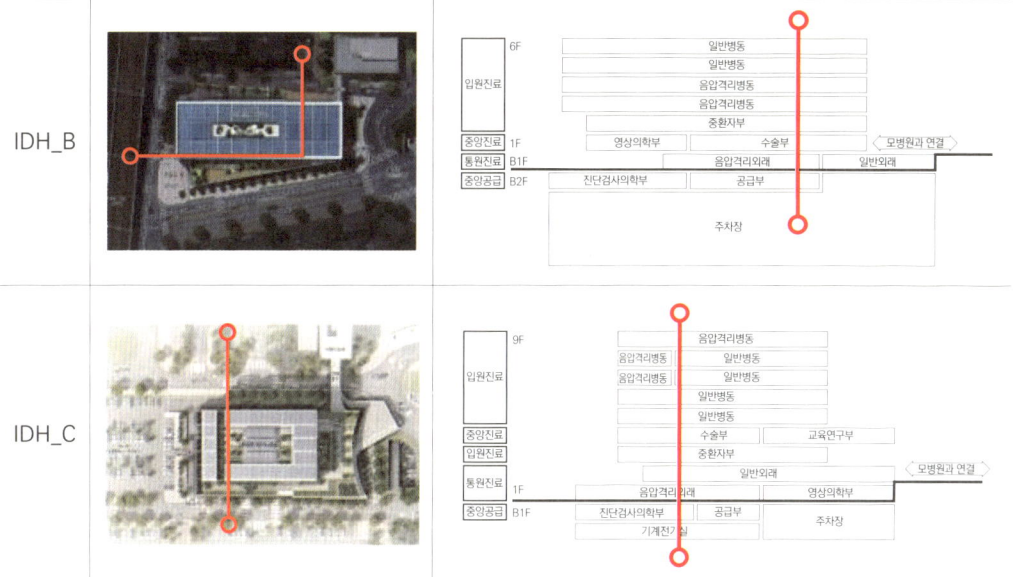

출처: (배치도) 의료복지건축포럼, 조선대학교 권역감염병전문병원, 2021.04, 의료복지건축포럼, 중부권역 감염병 전문병원-순천향대학교 부속 천안병원, 2021. 07, 의료복지건축포럼, 영남권역 감염병 전문병원-감염병 및 호흡기 전문센터의 뉴노멀 모델, 2021.06

2.1.2 동선체계계획

(1) 수직·수평동선체계

감염병전문병원의 동선은 주요 대상인 환자, 의료진, 물품의 출입, 진료, 지원 등 주요 행위의 흐름을 의미하며, 동선의 체계는 수직 동선체계와 수평 동선체계[4]로 나뉜다.

① 수직동선체계

격리에 따라 구역별 전용코어를 설치한다. 음압구역을 연결하는 감염코어, 비음압구역을 연결하는 일반코어가 있다. 감염코어는 감염환자와 폐기물의 이동을 위한 전용 동선으로 감염 엘리베이터, 폐기물 엘리베이터가 이에 해당한다. 일반코어는 일반환자, 직원 및 방문객, 기타 폐기물을 제외한 물품 이동을 위한 동선으로 일반엘리베이터, 청결물, 오염물, 배선용 엘리베이터가 이에 해당한다.

---

4 이신호, 종합병원의 형태결정요인 및 기본형태 특성에 관한 연구, 서울대학교 대학원 건축학과 박사학위논문, 1989

② 수평동선체계

격리에 따라 부서 내 음압복도와 비음압복도를 분리하여 대상별 동선 흐름이 이루어진다. 청결도에 따라 음압복도나 비음압복도의 체계가 세분화될 수 있다. 공기압 또는 공기청정도의 차이가 있는 공간의 연결은 공기흐름을 차단하는 구조의 전실을 통해 이루어진다. 또한, 구역과 구역을 연결하는 전이구역에 의해 이루어지며, 전이구역에서는 전실에 들어가거나, 나가기 전 격리에 따른 보호복의 착·탈의, 장비나 물품의 소독과 오염제거 등의 대상별 전이 행위가 수행된다.

병원은 환자(외래, 입원, 응급 등), 의료진(의사, 간호사, 의료기사 등), 방문객, 물품 등 여러 종류의 동선이 공존하는 곳으로 이들을 청결도에 따라 분리시킬 필요가 있다. 병원 내에서 모든 청결동선과 오염동선을 분리시키는 것은 기능적으로나 경제적으로 실현하기가 쉽지 않다. 그러나 각 부문 및 부서의 배치계획 시 이와 같은 청결 정도에 따른 동선의 분리 개념을 적용함으로써 교차오염을 최소화할 수 있다. 또한 오염된 동선을 가능한 한 짧게 계획함으로써 주변에 미치는 영향을 최소화해야 한다.

홍콩의 Princess Margaret Hopital의 수직동선체계와 병동부 수평동선의 체계를 보여주는 개념도(표 2-4)를 보면, 감염환자 진료공간은 Hot Zone, 감염코어와 음압복도를 Warm Zone, 일반코어와 비음압복도를 Cold Zone으로 분류하여 계획하였다. 환자는 감염코어(Dirty Core)로 이동하여 음압복도를 통해 이동하며, 의료진은 일반코어(Clean Core)로 이동하여 비음압복도를 통해 갱의 후 환자 진료영역으로 진·출입한다. 물품은 청결물과 오염물로 구분되어, 각각 일반코어와 감염코어를 통해 이동한다.

표 2-4. 수직·수평 동선체계 개념도

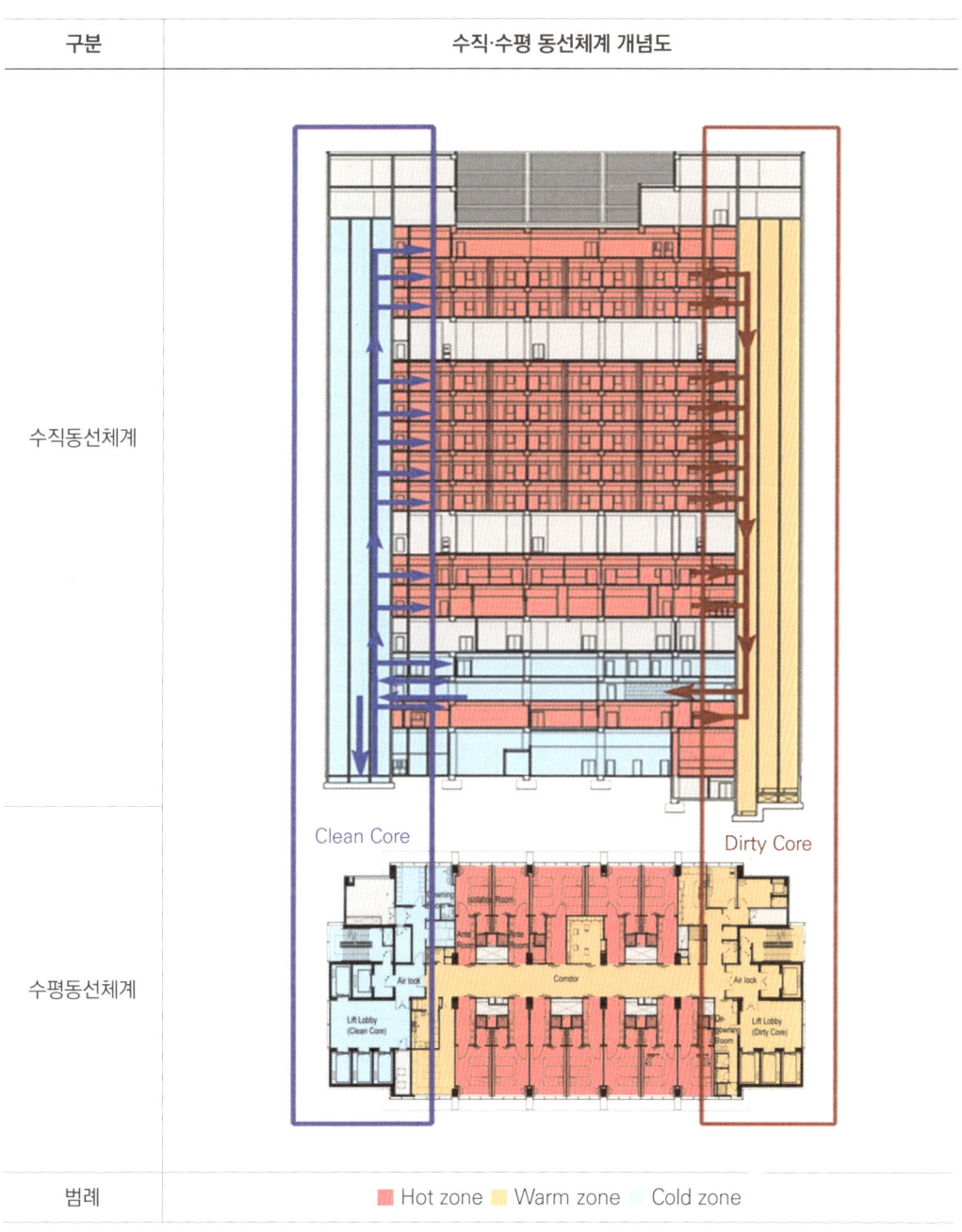

Princess Margaret Hospital의 조닝을 기반으로 재작성
출처: CHIU Lee-Lee, Planning Healthcare Facilities for a Pandemic: Past, Present and Future, 2021, Architecture Asia

(2) 사례병원의 수직·수평동선체계분석

사례병원의 코어유형은 코어 배치 형태에 따라, 센터코어형, 오픈코어형, 편심형으로 구성되어있다. 코어의 유형은 이현진, 박재승(2012)의 국내종합병원 병동부 평면유형에 따른 코어를 분류한 기준도(표 2-5)에 근거하여 분류하였다.

표 2-5. 코어 유형

대칭 평면형· 대칭 코어타입	센터코어	
	오픈코어	
	분산코어	
	복합코어	
	특수평면형	
대칭 평면형· 비대칭 코어타입	편심집중 코어타입	
	편심분산 코어타입	
	편심복합코어	
비대칭 평면형		
비대칭 특수평면형		
분리코어		

출처 : 이현진, 박재승, "국내 종합병원 병동부 평면 유형에 따른 코어 연구", 의료·복지건축, 2012.08, p.43

IDH_A는 센터형, IDH_B는 오픈코어형, IDH_C는 편심형 코어이다. 사례병원 병동부의 단면과 장변의 길이는 IDH_A가 약 30m×58m, IDH_B가 약 25m×79m, IDH_C가 약 33m×54m이다. 장변과 단변의 비율이 IDH_A, C병원은 1:1.9, 1:1.6으로 정방형형태이며, 'ㅁ'자 구조의 복도체계를 띈다. IDH_B병원은 1:3.2로 가로로 긴 직사각 형태이며, 이중복도 체계이다(표 2-6).

IDH_A는 센터에 상부는 감염코어, 하부는 일반코어가 배치되어있으며, 이를 중심으로 위쪽이 음압구역, 아래쪽이 비음압구역으로 나누어진다. 코어의 구성은 일반엘리베이터 2개소, 청결엘리베이터 1개소, 배선엘리베이터 1개소, 감염엘리베이터 2개소로 구성되어 있다.

IDH_B는 중앙 오픈코어의 좌측이 감염코어, 우측이 일반코어가 배치되어있으며, 이를 중심으로 좌측이 음압구역, 우측이 비음압구역으로 나누어진다. 코어의 구성은 일반엘리베이터 2개소, 청결엘리베이터 1개소, 배선엘리베이터 1개소, 감염엘리베이터 2개소, 폐기물 엘리베이터 1개소로 구성되어 있다.

IDH_C는 병동부 상단에 위치하는 편심코어 좌측이 감염코어, 우측이 일반코어가 배치되어있으며, 감염코어와 연결되는 좌측 및 하단부로 음압구역, 일반코어와 연결되는 중앙부가 비음압구역으로 나누어진다. 코어의 구성은 일반엘리베이터 4개소, 청결엘리베이터 1개소, 배선엘리베이터 1개소, 오염엘리베이터 1개소, 감염엘리베이터 2개소로 구성되어 있다.

IDH_A, B의 경우 코어를 중심으로 상하, 좌우로 구역이 분리되며, IDH_C의 경우는 코어 및 접근동선이 분리되어 타병원에 비해 구역설정이 자유로우나, 이동에 따른 복도면적이 타 병원에 비해 크다.

표 2-6. 사례병원 코어 및 복도체계 분석도

구분	코어계획		
IDH_A		코어유형	센터코어형
		코어구성	환자/의료진: 감염2, 일반2 물품: 청결1, 배선1
		병동부형태 (단변×장변/단변:장변)	정방형 (30m×58m 1:1.9)
		복도체계	ㅁ자복도형
IDH_B		코어유형	오픈코어형
		코어구성	환자/의료진: 감염2, 일반2 물품: 폐기물1, 청결1, 배선1
		병동부형태 (단변×장변/단변:장변)	가로가 긴 직사각형 (25m×79m 1:3.2)
		복도체계	이중복도형
IDH_C		코어유형	편심코어형
		코어구성	환자/의료진: 감염2, 일반4 물품: 오염1, 청결1, 배선1
		병동부형태 (단변×장변/단변:장변)	정방형 (33m×54m 1:1.6)
		복도체계	ㅁ자복도형
범례	환자/의료진	■ 감염	■ 일반
	물품	□ 감염폐기물	□ 배선
		□ 오염	□ 청결

음압/비음압 구역구분	
	수평 분리형
	수직 분리형
	수평 분리형
	수직 분리형

▨ 음압구역　☐ 비음압구역A(의료진/환자)　☐ 비음압구역B(일반)　Ⅰ Ⅱ Ⅲ 영역단계

수직코어구성과 관련하여 공통적인 부분은 감염엘리베이터 2개소 이상, 청결물엘리베이터 및 배선엘리베이터 1개소, 일반엘리베이터 2개소 이상이다. 상이한 부분을 요약하면 다음과 같다.

- 감염환자엘리베이터와 감염폐기물 엘리베이터의 구분 여부
- 오염엘리베이터의 유무

일반 종합병원에서는 청결물과 오염물 엘리베이터를 구분하여 배치한다. 오염물 엘리베이터로는 오염 린넨, 재활용 폐기물들이 운반된다. 감염병전문병원의 경우 감염환자의 오염 린넨은 폐기물로 구분되며, 폐기물은 모두 감염엘리베이터를 통해서 이동하므로 오염엘리베이터의 설치가 별도로 없어도 문제가 없으나 평시 일반환자를 위한 병실이 배치되었을 경우에는 오염물 엘리베이터의 설치가 필요하다. 또한, 감염환자와 폐기물의 동선을 구분할 수 있도록 감염엘리베이터와 폐기물 엘리베이터를 세분화하여 계획하는 것이 바람직하다.

2.1.3 부서배치계획

병원의 부서는 특정 기능에 대해 자체예산과 인적·물적자원을 기반으로 운영되는 전문단위로 환자에게 포괄적인 치료를 제공하는 운영체계를 기반으로 하여 유기적으로 연결되어 있다.

1) 감염병전문병원의 부서분류

병원기능[5]은 크게 진료와 진료를 지원하는 기능으로 나뉘며, 진료는 통원진료, 입원진료, 중앙진료부문으로 나뉜다. 지원은 중앙공급, 관리운영, 교육연구, 편의지원부문으로 나뉜다. 이러한 병원의 기능체계는 부문 〉 부서 또는 센터 〉 기능단위 〉 소요실의 위계로 이루어진다. 예를 들면 입원진료부문 〉 병동부 〉 병동(간호단위) 〉 병실의 위계이다. 표 2-7은 이러한 기능단위에 의한 감염병전문병원의 부서의 분류와 주요 실을 정리한 표이

---

5 안영배, 김광문, 원정수, 이범재, 임창복, 건축계획, 기문당, 2009, pp.526

다. 표에서 굵게 처리한 부서는 위기시 감염병전문병원이 독립적으로 운영되기 위한 필수 부서이며, 표기하지 않은 부분은 모병원인 종합병원의 부서와 호환하여 운영할 수 있는 부서이다.

2) 감염병전문병원의 부서별 상관관계

　부서의 배치는 환자에게 최적의 의료서비스를 제공하기 위한 운영체계를 목표로, 유기적으로 연결되어야 한다. 그림2-3은 이러한 병원의 기능체계에 따른 감염병전문병원의 부서별 관계를 매우중요, 중요, 관계있음으로 분류하여 작성한 표이다. 〈매우중요〉하게 인접해야 하는 부분은 이송센터로부터 감염병 확진환자가 이동하는 경로로, 이송센터-감염병 의뢰센터-중환자부, 병동부, 수술부이다. 또한, 중환자부와 수술부, 외래진료부와 영상의학부, 수술부와 해부병리검사부, 수술부와 소독부가 있다. 〈중요〉하게 인접해야 하는 부분은 공급과 관련된 부분으로 중앙공급부-병동부, 중환자부, 수술부, 약제부-외래진료부, 병동부, 중환자부이다. 또한, 병동부와 중환자부, 병동부와 수술부, 병동부와 영상의학부가 있다. 부서별 관계의 중요도에 따라 인접도를 결정하고 부서배치를 한다. 중요한 관계를 가진 부서는 위치관계에 따라 직접인접, 수직인접, 가까이 인접으로 배치한다. 직접인접은 해당층에서 부서가 나란히 인접하여 배치된 경우이며, 수직인접은 엘리베이터를 통해 수직으로 인접하는 경우이고, 가까이 인접은 해당층에 나란히 인접하지는 않지만 연결복도를 통해 수평으로 인접하는 구조를 의미한다.

표 2-7. 감염병전문병원의 부서분류

부문		부서		주요실
진료부문	입원진료부문	병동부		음압병실(30개 이상), 간호스테이션, 창고, 세척실
		중환자부		음압병실(6개 이상), 간호스테이션, 창고, 세척실
	통원진료부문	선별진료소		문진실, 검사실
		이송센터		접수실, 제독실
		외래진료부	감염병 의뢰센터	가입원실(2병상 이상), 진찰실, 처치실, 간호스테이션
			감염병 진료센터	진찰실(호흡기내과, 감염내과), 처치실
	중앙진료부문	수술부		음압수술실(2개 이상), 회복실, 준비실, 창고, 갱의실
		영상의학부		촬영실(X-ray, CT 필수), 탈의실, 조정실, 판독실, 창고
		진단검사의학부		검사실(BSL 3 검사실), 창고, 판독실, 갱의실
		해부병리검사부		부검실, 안치실, 검사실
지원부문	중앙공급부문	중앙공급부		청결물보관실, 오염물 보관실, 폐기물 처리실, 폐기물 보관실, 하역장, 사무실, 갱의실
		소독부		접수실, 세척실, 조립·포장실, 소독·멸균실, 창고, 불출실
		약제부		조제실, 창고
		급식부		모병원활용 또는 일회용식 공급 후 폐기
	관리운영부문	운영부/관리부/기록부		접수, 원무, 원장실, 사무실, 자원봉사자실, 방재센터, 전산실
	교육연구부문	교육부/연구부		의사실, 회의실, 교육실, 훈련실

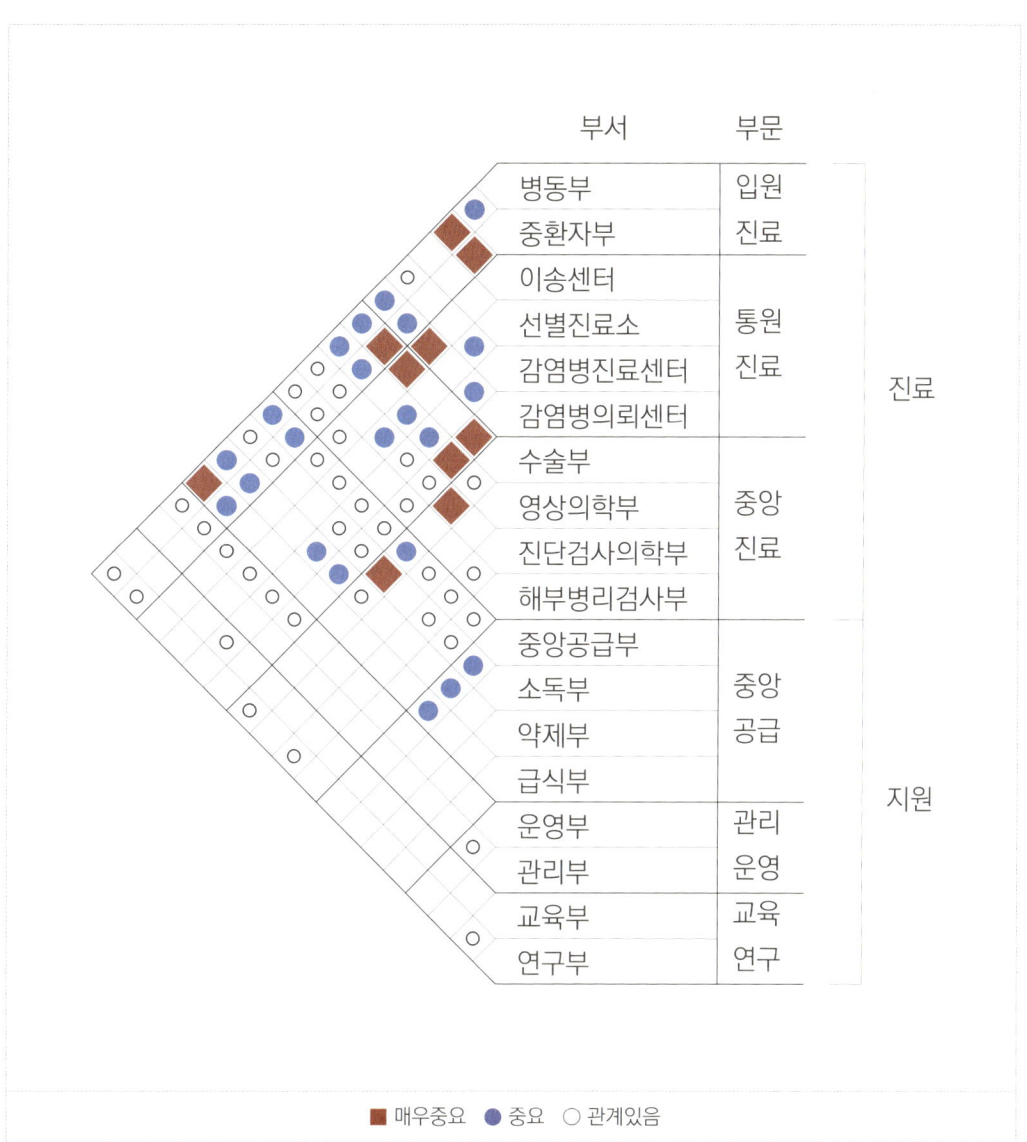

그림 2-3. 감염병전문병원의 부서별 인접도

3) 사례병원의 부서배치

사례병원 공통적으로 기단부에 통원진료부문과 중앙진료부문, 고층부에 병동부문, 지하에 공급부문이 배치되어 있다. 부문별 부서의 구성과 배치를 분석하였다.

(1) 입원진료부문

입원진료부문은 병동부와 중환자부로 구성된다.

입원진료부문은 음압격리병실 배치타입에 따라, 음압격리병동을 독립적으로 구성하는 독립형, 병동의 한 개 층을 음압격리병동으로 구성하는 수직분리형, 병동의 단부를 음압격리구역으로 구성하는 수평분리형으로 구분한다(표 2-8).

표 2-8. 음압격리병실 배치타입

구분	독립형 음압격리병동을 독립적으로 구성하는 경우	수직분리형 병동의 한 개 층을 음압격리병동으로 구성하는 경우
-	(격리구역 다이어그램)	(격리구역 다이어그램, 간섭 표시)
주요 고려사항	응급차량의 접근과 환자 이송이 용이하도록 응급차량 주차공간 확보 위기시 해당 구역의 격리 및 동선 통제 고려 인접한 시설로부터 프라이버시 보호 고려 단지내 오폐수 설비연결 고려	타 시설과의 격리를 고려하여 가급적 최상층에 배치 추가적인 차량의 접근 및 주차공간, 보행공간을 고려하여 배치 격리환자의 수직·수평 이동 동선이 격리 및 통제되도록 함 증축 또는 개축을 통한 음압격리병동 설치 시 오폐수 설비, 공조 설비의 추가설치를 고려하여 배치하며, 공사 시 소음 및 진동, 감염 전파 등 입원환자 피해 최소화 고려
범례	오폐수설비	감염환자 승강기

출처: 보건복지부, "의료기관 건축설계 가이드라인 연구", p48~50, 2018.11을 기반으로 재구성

수평분리형

병동의 단부를
음압격리구역으로 구성하는 경우

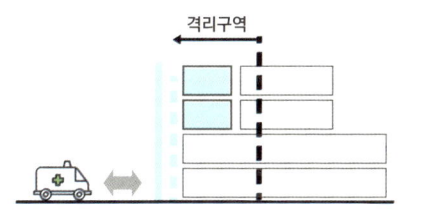

추가적인 차량의 접근 및 주차공간,
보행공간을 고려하여 배치

격리환자의 전용승강기 별도 설치
격리환자의 전용승강기를 설치하지 않는 경우
음압 카트의 사용 등 감염환자 격리이동 방안
수립 등 해당 구역의 격리 및 동선 통제 고려

오폐수 설비, 공조 설비의 추가설치를
고려하여 배치

2018년 보건복지부에서 개발한 의료기관 건축설계 가이드라인 연구 중 음압격리병동의 위치에 따른 배치 유형을 독립형, 수직 분리형, 수평 분리형으로 구분하여 작성한 표이다. 독립형은 음압격리 병동을 독립적인 건물로 구성하는 경우로 별도의 차량 및 보행동선을 확보해야 하며 주변 건물과의 간섭을 고려하여야 한다. 수직 분리형은 병동의 한 개 층을 음압격리병동으로 구성하는 경우로 병동의 최하층 또는 최상층에 배치할 수 있다. 감염 환자 전용의 수직이동 동선이 계획되어야 하며, 병동의 공조 및 오폐수설비가 독립적으로 처리될 수 있어야 한다. 수평 분리형은 병동의 일부를 음압격리구역으로 구성하는 유형으로 수직이동을 위한 격리환자의 전용 승강기가 설치되어야 하며, 수평이동 시 구역의 분리 또는 음압카트 등의 이송 동선을 고려하여야 한다.

표 2-9. 입원진료부문 배치 분석도

구분		수직계획		
수평 분리형	IDH_A		병동부 5~6층	음압병실 15개소 (1인실:6개소, 2인실:9개소) 일반병실 8개소 (2인실: 8개소)
			중환자부 4층	음압병실 6개소 (1인실:4개소, 2인실:2개소) 일반병실 6개소 (1인실:2개소, 2인실:4개소)
수직 분리형	IDH_B		병동부 5~6층	음압병실 16개소 (2인실: 16개소)
			병동부 3~4층	일반병실 20개소 (2인실: 20개소)
			중환자부 2층	음압병실 10개소 (1인실:6개소, 2인실:4개소)
수평/ 수직분리 혼합형	IDH_C		9층	음압병실 16개소 (1인실: 16개소)
			병동부 8~7층	음압병실 7개소 (1인실: 7개소) 일반병실 7개소 (4인실:5개소, 1인실:2개소)
			6층	일반병실 15개소 (4인실:9개소, 1인실:4개소)
			중환자부 4층	음압병실 6개소 (1인실: 6개소) 일반병실 13개소 (1인실: 13개소)
범례		음압격리병실 일반병실		

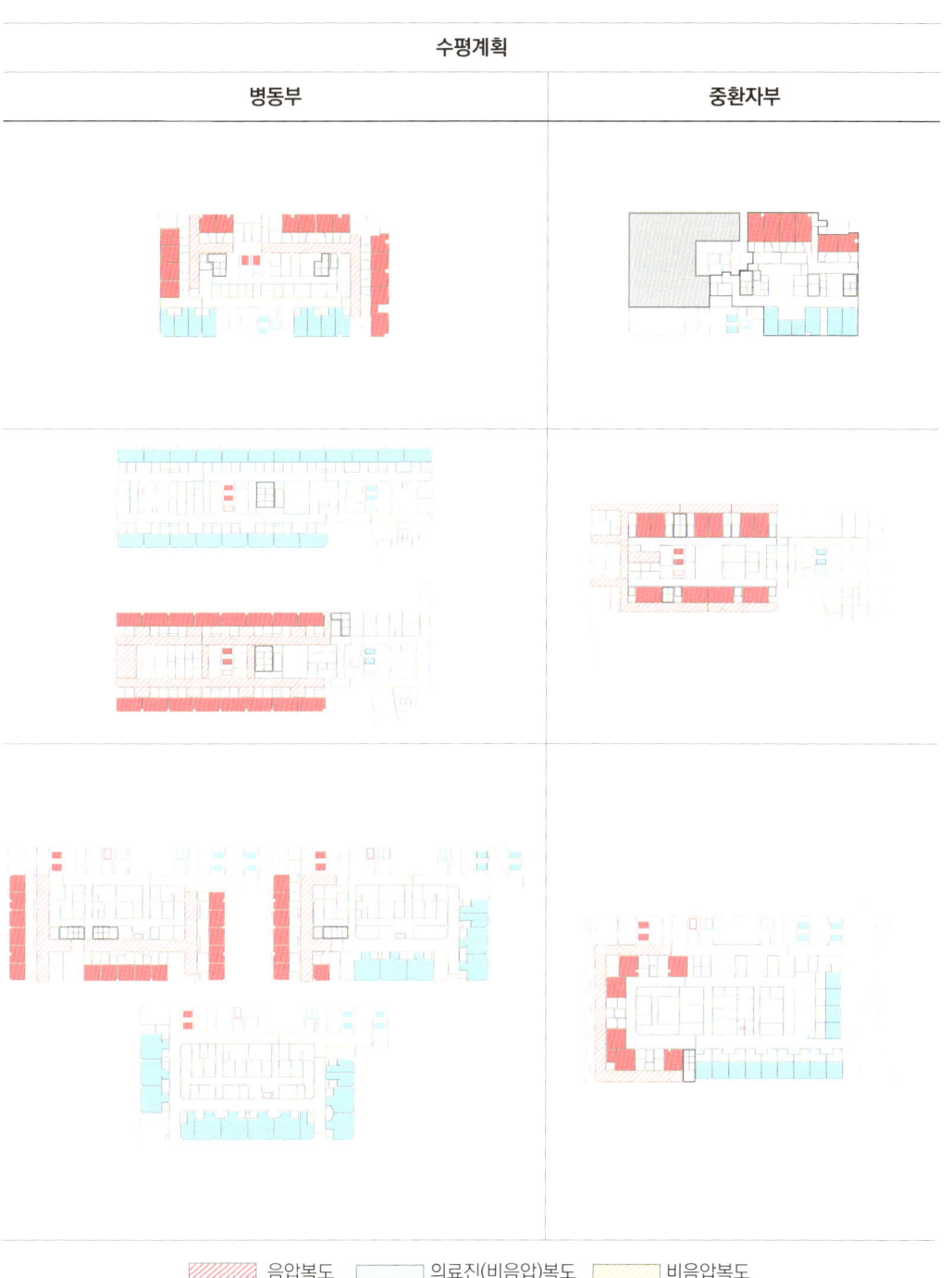

독립형은 음압격리병동을 독립적인 건물로 구성하는 경우로 별도의 차량 및 보행동선을 확보하여야 하며, 주변 건물과의 간섭을 고려하여야 한다. 수직분리형은 병동의 한계층을 음압격리병동으로 구성하는 경우로 병동의 최하층 또는 최상층에 배치할 수 있다. 감염환자 전용의 수직이동동선이 계획되어야 하며, 병동의 공조 및 오폐수설비가 독립적으로 처리될 수 있어야 한다. 수평분리형은 병동의 일부를 음압격리구역으로 구성하는 유형으로 수직이동을 위한 격리환자의 전용승강기가 설치되어야 하며, 수평이동 시 구역의 분리 또는 음압카트 등의 이송동선을 고려하여야 한다.

사례병원 입원진료부문의 배치분석도는 표 2-9와 같다.

IDH_A는 수평분리형, IDH_B는 수직분리형, IDH_C는 수평·수직 분리가 혼합된 유형이다. 붉은색 부분은 음압격리구역, 푸른색 부분은 비음압구역이다. 단면도에서 병원별 수직·수평 배치유형을 파악할 수 있으며, 평면도에서는 병동부와 중환자부가 있는 층별로 음압 및 비음압 병실과 복도의 배치유형을 확인할 수 있다. IDH_A는 수평분리형으로 감염코어가 배치되어있는 상단으로 음압병실과 음압복도가 계획되어있으며, 일반코어가 배치되어있는 하단으로 일반병실과 비음압복도가 계획되어 있다. IDH_B는 수직분리형으로 층별로 격리구역이 구분되어있는 형식이다. 기단부에 가까운 쪽에서 차례로 격리중환자부 1개층, 격리병동부 2개층, 일반병동부 2개층이 배치된 형태로 격리병동 및 중환자부위주로 병원이 구성되어있으며, 건물 상부의 일반병동을 유연하게 운영하려는 의도로 파악된다. IDH_C는 편심형 코어로 공용과 전용부분이 완전히 분리되어 타 병원에 비해 구역 조정의 유연성이 높다. 따라서 수평분리와 수직분리가 층별로 자유롭게 구분된 형태로 3층에 중환자부가 좌측 음압중환자병실, 우측 일반중환자병실로 구획되어 있으며 5~6층에 일반병동부, 7~8층에는 좌측 음압병실, 우측 일반병실로 구획되어 있다. 9층은 최상단부로 음압격리병동부가 배치되어 있다. 음압격리실의 경우 공조설비를 위한 공간이 많이 소요되므로, 지붕층의 공간을 활용할 수 있는 측면에서 상부층 배치가 유리할 수 있다.

(2) 통원진료부문

통원진료부문은 외부로부터 구급차에 의해 이송되는 환자를 위한 이송센터, 감염증 의심 증상자의 출입 전 진료를 받도록 하는 선별진료소, 감염병 환자의 진찰 및 처지, 입원 결정 등을 위한 외래진료부가 있다(그림 2-4). 일반외래진료부는 평시 일반환자를 대상으로 한 감염, 호흡기 등의 외래진료과로 위기시에는 폐쇄한다.

선별진료소		
이송센터		
외래진료부	감염외래진료부	감염병 의뢰센터
		감염병 진료센터
	일반외래진료부	감염내과
		호흡기내과
		흉부외과

그림 2-4. 통원진료부문의 부서구성

표 2-10. 통원진료부문 배치 분석도

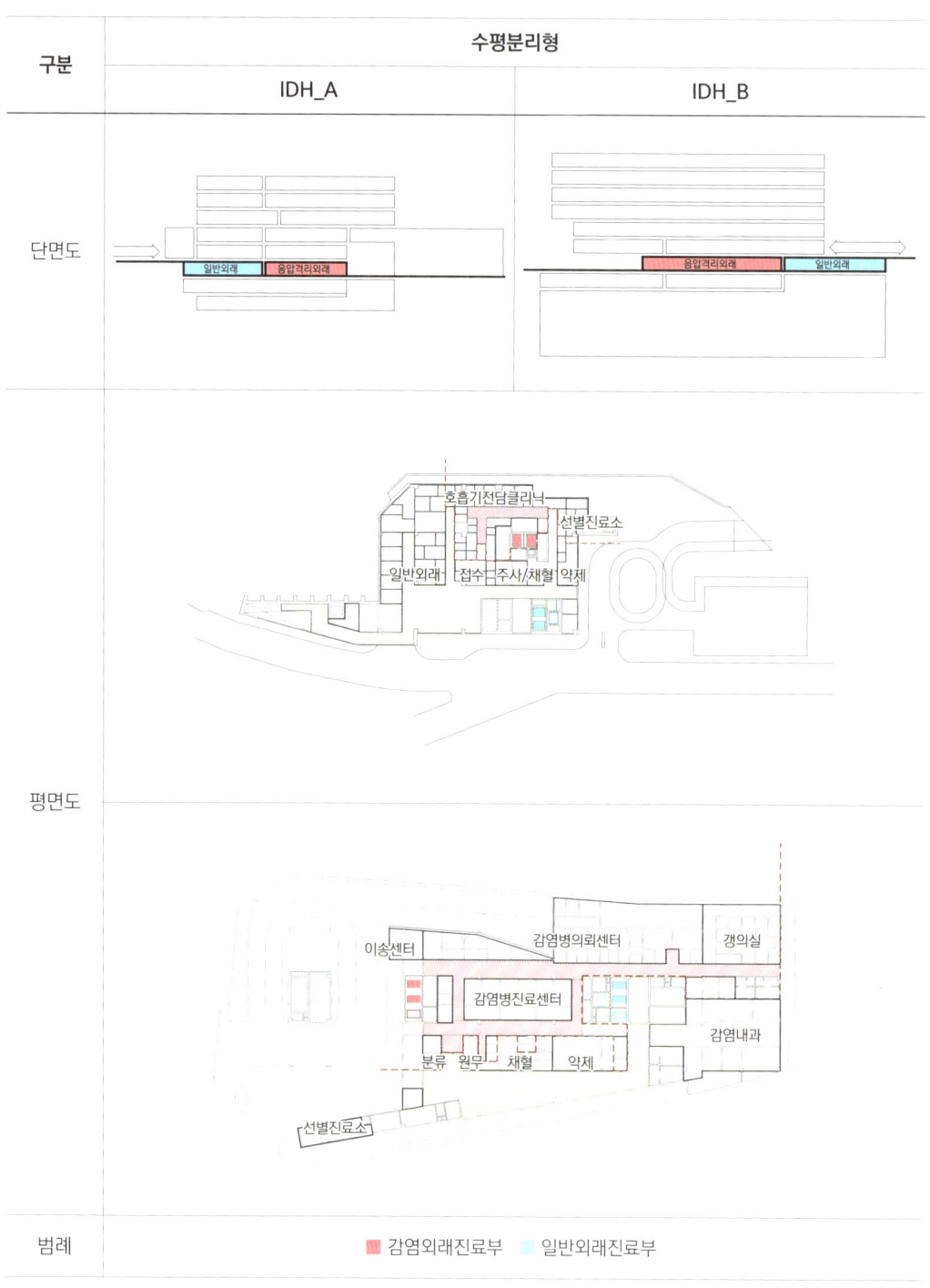

수직분리형

IDH_C

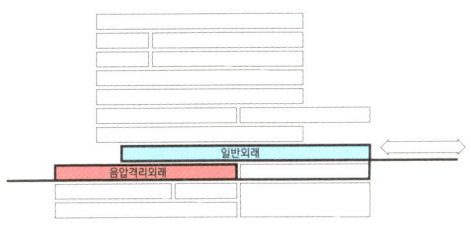

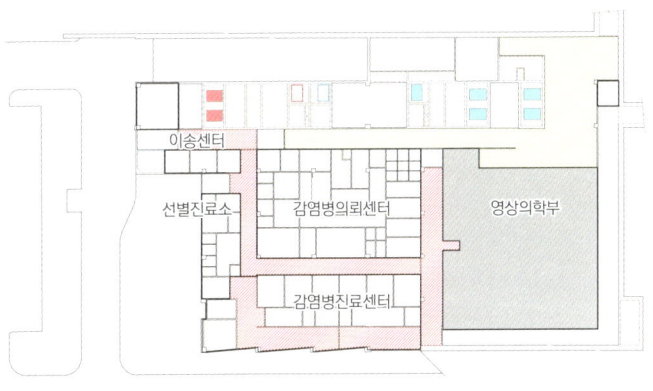

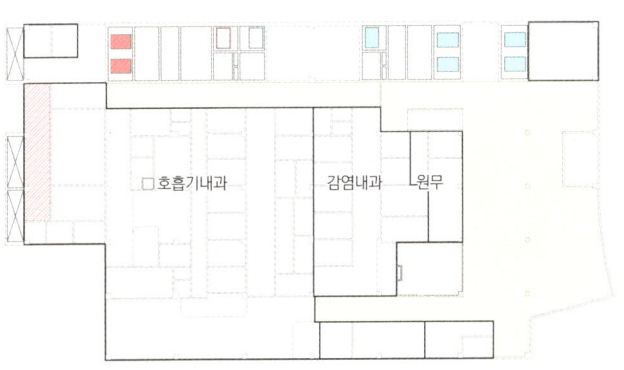

음압복도　　비음압복도

현재 운영 및 설립 중인 감염외래진료시설의 사례는 지역거점병원의 격리 외래, 호흡기 전담 클리닉, 감염확진 환자를 전담하는 감염병전문병원의 감염병의뢰센터와 감염병진료센터가 있다. 지역거점 격리외래는 지역거점병원의 일반외래의 일부 시설을 격리외래로 전환한 형태로, 별도의 출입구, 진료실, 환자대기공간의 접수·수납공간 및 방사선촬영실과 환자 화장실을 갖추고 있다. 호흡기 전담클리닉은 호흡기·발열 환자의 일차 의료를 담당하는 기관이다[6]. COVID-19 유행 장기화 상황에서 발열 또는 호흡기 증상의 환자에 대해 진료 공백을 최소화하고, 의료진·의료기관을 감염으로부터 보호하기 위한 전담클리닉의 필요성으로 선별진료소와 국민안심병원 사이의 역할 분담을 위한 의료이용체계를 확립한 것이다. 운영유형은 보건소, 공공시설, 공영주차장, 운동장 등을 활용한 개방형 클리닉과 의원 또는 병원, 종합병원에서 운영하는 의료기관형 클리닉이 있다. 확진환자 전담외래는 외부기관에서 이송되는 감염병환자, 국내 및 해외에서 유입된 감염병 의심환자, 기타 감염병 의심 및 확진 환자를 대상으로 한 감염외래로 질환의 중증도 및 희귀성에 따라 감염병의뢰센터, 감염병진료센터로 구분된다. 아직까지 운영 중인 사례는 없으며, 권역별·중앙 감염병전문병원에서 건립을 추진 중에 있다.

사례병원의 통원진료부문 배치분석도(표 2-10)에서 배치유형은 감염외래진료부와 일반외래진료부의 배치에 따라 구분하였다. IDH_A, B는 각각 지하1층, 1층에 수평으로 분리하여, 감염외래진료부와 일반외래진료부가 배치되어있으며, IDH_C병원은 지하1층에 감염외래진료부, 지상1층에 일반외래진료부가 배치된 수직분리형의 배치를 하였다. 의료진의 통합운영측면에서는 수평분리형이 효율적이나, 안전성 측면에서 수직분리형이 유리하다.

---

[6] 보건복지부, 호흡기전담클리닉 운영지침, 2021

(3) 중앙진료부문

중앙진료부문은 감염환자의 수술, 시술, 진단을 위한 수술부, 영상의학부, 진단검사의학부, 해부병리검사부로 구성된다.

사례병원별 중앙진료부문의 배치분석도로 관련부서의 수직·수평위치(단면도)와 부서 평면도 및 주요 진료실의 구성을 나타낸 것이 표 2-11이다.

IDH_A는 입원진료부문(5~6F)과 통원진료부문(1F) 사이인 2~4층에 차례로 영상의학부, 진단검사의학부, 수술부가 배치되어 있다.

IDH_B는 입원진료부문(2~6F)과 통원진료부문(B1F) 사이인 1층에 영상의학부와 수술부가 있으며, 진단검사의학부는 지하2층에 중앙공급부와 인접하여 배치되어 있다.

IDH_C는 1층 감염외래진료부와 인접하여 영상의학과가 있으며, 5층에 수술부가 교육연구부와 인접하여 있다. 진단검사의학부는 지하1층에 중앙공급부와 인접하여 배치되어 있다.

사례 병원 모두 음압수술실 두개소이며, 그중 한 실은 하이브리드 수술실로 계획되어 있다. 음압촬영실은 X선과 CT촬영이 공통적으로 있으며, 기타 촬영실의 구성은 병원별로 상이하다. 음압검사실은 BSL[7]3 검사실로 분자검사실과 미생물검사실이 있다. 부검실은 사례병원 모두 1개소로 진단검사의학부와 함께 같은 층의 음압구역에 배치되어 있다.

---

[7] 생물안전등급(Bio Safety Level)

표 2-11. 중앙진료부문 배치 분석도

구분	수직계획	수술부
IDH_A	수술부 / 진단검사의학부 / 영상의학부	음압수술실 2개소
IDH_B	영상의학부 / 수술부 / 진단검사의학부	음압수술실 2개소
IDH_C	수술부 / 영상의학부 / 진단검사의학부	음압수술실 2개소
범례	음압(수술/촬영/검사)실 일반(촬영/검사)실	

수평계획	
영상의학부	진단검사의학부 및 해부병리검사부
음압촬영실: X-ray, CT 일반촬영실: 투시촬영, 초음파	음압검사실: 분자검사 2개소, 진균검사, 결핵검사/부검실
음압촬영실: X-ray, CT, MRI 일반촬영실: X-ray	음압검사실: 미생물검사 2개소/부검실
음압촬영실: 초음파, X-ray, CT 일반촬영실: X-ray, CT	음압검사실: 분자검사 2개소, 진균검사, 바이오뱅크/부검실

▨▨▨ 음압복도   ▭ 의료진복도   ▭ 일반복도

(4) 중앙공급부문

중앙공급부문은 중앙공급부와 소독부, 약제부, 급식부가 있다. 약제부와 급식부는 모병원 및 외부에서 공급되는 것을 기준으로 하며, 약제부의 경우 외래진료부의 지원부서로 약제창구에 면한 창고와 조제실로 분류하였다. 따라서 중앙공급부와 소독부를 중앙공급부문의 주요 부서로 다룬다.

사례병원의 중앙공급부문 배치분석도(표 2-12)에서 IDH_A는 지하에 중앙공급부와 소독부가 함께 배치되어 있다. 중앙공급부는 청결물하역 및 청결물창고를 지하2층, 오염물 및 폐기물의 하역을 지하1층으로 구분하여 배치하였다. IDH_B, C는 지하에 공급부가 있으며, 소독부는 수술부와 같은 층에 인접하여 배치되어 있다.

표 2-12. 중앙공급부문 배치 분석도

구분	단면도	평면도 (중앙공급부)
IDH_A		
IDH_B		
IDH_C		
범례	음압복도　일반복도　청결하역　오염하역	

(5) 관리운영부문 및 교육연구부문

관리운영부문 및 교육연구부문은 비음압구역에 해당하며, 감염구역(음압구역) 및 환자 동선과 분리하여 계획한다. 경제성을 고려하여, 가급적 모병원의 자원을 최대한 활용하여 최소 필요시설만 설치하여 운영하도록 한다. 표 2-13은 사례병원의 관리운영부문 및 교육연구부문의 위치를 표시한 배치도로 IDH_A병원의 경우 모병원으로부터 의료진 이동동선을 고려한 2, 3층에 배치되어 있으며, IDH_B병원의 경우 1층에 집중적으로 배치되어 있다. IDH_C병원의 경우 모병원과 연결된 수술부가 위치한 4층에 관리운영부문 및 교육연구부문이 배치되어 있다.

표 2-13. 관리운영부문 및 교육연구부문 배치도

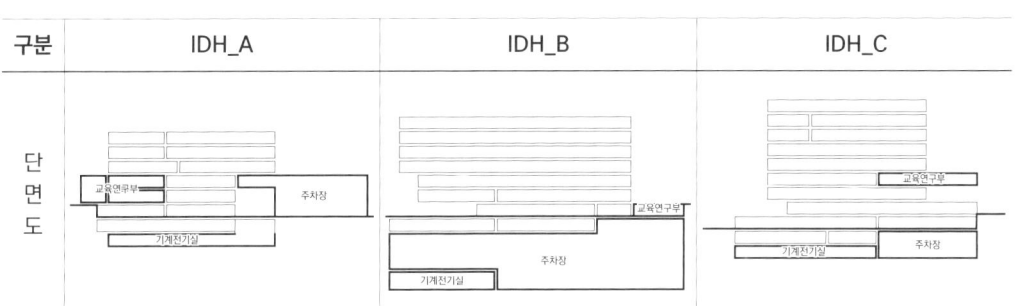

① 관리운영부문

관리운영부문은 운영부, 관리부, 기록부로 구성한다. 운영부는 병원운영과 관련된 원무부와 원장실 및 관련 사무실이 해당된다. 원무과는 외래 접수창구에 인접하여 위치하며 통원진료부문에서 지원부서로 다루었다. 관리부는 시설의 유지보수 및 관리를 하는 방재센터가 해당된다. 기록부는 전산실 및 기록 보관실이 해당한다.

② 교육연구부문

감염병전문병원의 교육연구부문은 감염병의 교육 및 훈련을 위한 감염병 훈련센터와 연구센터로 구성된다. 감염병훈련센터는 교육훈련센터, 교육실, 감염관리센터, 사무실, 예방접종센터로 구성된다. 외부 관계자의 출입이 용이한 일반구역에 배치한다. 연구센터는 병원 운영 및 연구목적에 따라 필요시설의 규모나 구역의 배치를 통합적으로 고려하여 계획해야 한다.

2.2 부서계획

위기시 감염병전문병원이 독립적으로 운영되기 위한 필수 부서는 다음과 같다. 중앙공급부문 내 약제부와 급식부, 관리운영부문 및 교육연구부문은 가급적 모병원 활용 및 위탁운영하여 최소 필요 규모로 계획한다.

- 입원진료부문
    - 병동부
    - 중환자부

- 통원진료부문
    - 선별진료소
    - 이송센터
    - 외래진료부

- 중앙진료부문
    - 수술부
    - 영상의학부
    - 진단검사의학부
    - 해부병리검사부

- 중앙공급부문
    - 중앙공급부
    - 소독부

부서계획은 부서별로 구역계획, 영역계획, 동선계획의 순으로 이루어진다. 구역은 음압구역, 전이구역, 비음압구역으로 이루어지며, 청결도에 따라 구역이 세분화 될 수 있다. 영역계획은 대상(환자, 의료진, 물품)·행위(출입, 진료, 지원)별로 총 8개 영역으로 구성된다. 동선은 환자, 의료진, 물품(청결, 오염)별로 분리하여 계획하며, 위 사항을 기반으로 단위공간 및 실의 배치가 이루어지는 체계이다(그림 2-5).

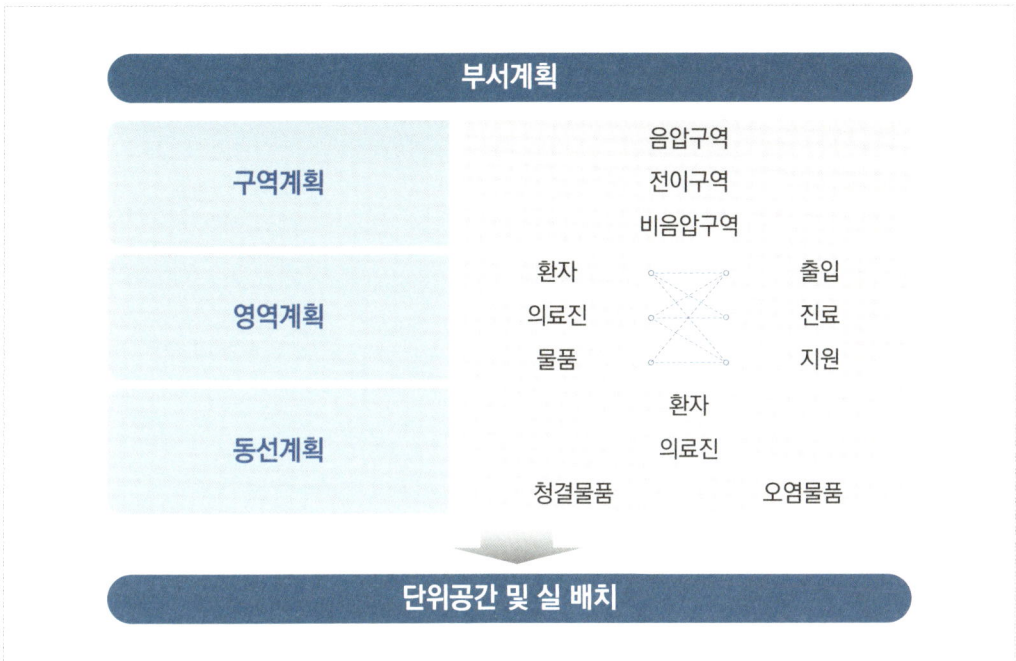

그림 2-5. 부서계획 체계

2.3 단위 공간계획

단위공간은 주요 진료실의 부속실, 예를 들어 병실의 화장실 및 음압전실, 수술실의 조정실 및 기계실 환자전실을 포함한 단위를 말하며, 특정기능을 위해 결합된 실, 유니트(Unit)라고 한다. 진료 부문별 주요 단위공간은 입원진료부문의 일반병실유니트, 중환자병실유니트, 통원진료부문의 진찰실, 처치실, 관찰실(가입원병실)유니트가 있고, 중앙진료부문의 수술실유니트 등이 있다. 주요 진료실과 그에 딸린 부속실은 대상별 동선과 진료 효율성에 따른 유리한 배치구조를 형성해야 하며, 단위공간(Unit)을 형성하는 실(Room)은 환자의 이송 및 배치에 적합하며 진료를 위한 장비 배치 및 작업효율에 적합하고 감염을 최소화하기 위한 직·간접적인 접촉을 줄일 수 있는 충분한 공간이 확보되어야 한다.

2.3.1 입원진료실

1) 병동부

병동부 음압병실유니트는 병실과 환자전용화장실, 음압전실로 구성한다. 병실은 1인실을 기준으로 하며 병상과 의료진 진료 및 이동공간으로 구성한다. 환자전용화장실은 병실에서 직접 출입이 가능한 구조로 휠체어 환자 사용을 위해 휠체어 회전반경을 고려하며 이동에 방해되는 턱이 없어야 한다. 음압전실은 음압제어를 위해 병실과 복도 사이에 설치한다. 환자이송 및 의료진 진출입시 손소독, 보호복 탈의 및 의료장비 보관을 고려하여 공간을 계획한다. 환자 이송 시 스트레처 및 이송인원이 전실에서 인터로킹(interlocking)[8]될 수 있도록 충분한 공간을 확보해야 한다.

사례병원의 병동부 음압병실유니트는 모두 병실과 화장실, 음압전실로 구성되어있으며, IDH_A, B는 2인실, IDH_C는 1인실로 구성되어 있다(표2-14). 1인실을 기준으로 하나, 2인실의 경우 탄력적으로 운영이 가능하다. IDH_B의 경우 음압 복도 내 보조간호스테이션이 균등하게 배치되어 의료진이 병실에 진입하지 않고 환자 상태 파악 및 기록이 가능하다.

---

8   병실문과 전실문이 동시에 열리지 않는 구조

표 2-14. 사례병원 병동부 음압병실유니트의 구성

구분	음압병실유니트	비고
IDH_A	(2인실 × 2, 화장실·전실·복도 구성; 8600(4300+4300) × 9600(4500+2700+2400))	2인실 보조간호스테이션 없음
IDH_B	(2인실 × 2, 화장실·전실·Sub N.S·복도 구성; 13200(6600+6600) × 8100(3350+2650+2100))	2인실 보조간호스테이션 계획
IDH_C	(1인실 × 2, 화장실·전실·복도 구성; 8800(4400+4400) × 10000(4000+3000+3000))	1인실 보조간호스테이션 없음

2) 중환자부

중환자부 음압병실유니트는 위·중증환자의 지속적인 모니터링 및 응급 시 신속한 접근이 요구되므로 의료진 진료영역에서 관찰이 가능하며 위급상황에서 의료진이 병실로 바로 진입할 수 있는 공간구조를 확보해야 한다. 병실의 경우 약물 투여, 환자의 활력징후 모니터링을 위한 장비와 기계호흡치료, CRRT, ECMO 등 특수장비치료 및 의료진의 원활한 진료·이동을 고려하여 충분한 공간을 확보해야 한다.

사례병원의 중환자부 음압병실유니트는 병실유니트와 연결된 복도의 구성, 병실의 구성 및 병실부속시설의 구성이 상이하다. IDH_A의 경우 병동부 음압병실유니트와 같은 중복도 체계로 1인 병실유니트(병실+화장실+전실)로 계획되어 있다. IDH_B, C의 경우 이중 복도체계로 환자와 의료진의 진입 복도가 구분된다. 환자는 음압복도에서 전실을 통해 병실로 진입하며, 의료진은 청결복도에서 갱의 후 각 병실로 진입한다. IDH_B의 경우는 청결복도에서 갱의 후 환자 전실을 통해 진입하고, IDH_C의 경우는 청결복도에서 갱의 후 의료진 전실을 통해 진입한다. 시간차 운영을 통해 환자와 의료진 출입이 교차하지 않도록 할 수는 있겠지만, 환자와 의료진의 전실을 물리적으로 구분하는 것이 보다 안전하다. 1인실을 기준으로 하나, 2인실의 경우 탄력적으로 운영이 가능하다(표 2-15).

표 2-15. 사례병원 중환자부 음압병실유니트의 구성

구분	음압병실유니트	비고
IDH_A	5000 (폭), 9650 (4200 / 2750 / 2700) 구성: 1인실, 화장실, 전실, 음압복도	1인실 /의료진 통합갱의
IDH_B	CL5800 (2050 / 3450), 10200 (2150 / 6000 / 1800) 구성: 음압복도, 전실, 1인실, 의료진 입갱의, 청결복도	2인실 /의료진 갱의 분리
IDH_C	8800 / 8800, (4800 / 7800 / 4800), 10800 (2350 / 4800 / 3300) 구성: 음압복도, 1인실, 환자전실, 부속실, 의료진 입갱의실, 의료진전실, 청결복도	1인실 /의료진 갱의 및 전실 분리

2.3.2 통원 및 중앙진료실

진료행위는 주사, 수술 등 몸을 통과하며 들어가는 행위를 의미하는 침습(Invasive)과 경구약, 연고 바르기, 파스 붙이기, 혈압기로 혈압 재기 등의 비침습(Non Invasive)의 절차가 있다. 진단, 치료를 위한 비침습적 절차는 주로 검사실 및 진찰실에서, 침습적 절차는 수술실에서 이루어진다. 시술실은 침습과 비침습의 절차가 혼용되는 실로 환자질환에 따른 진료절차에 의해 그 수준이 정해진다. 침습절차의 수준은 환자신체가 주변 환경에 개방되어 병원체에 노출되는지 여부, 마취제 사용 여부에 따라 구분된다. 환자신체가 주변 환경에 개방되는 경우, 마취제 사용 시에는 수술실에서 진료절차가 수행되며, 환자 신체가 주변 환경에 개방되지 않고 신체표면을 뚫는 등의 경우 시술실에서 진료절차를 수행할 수 있다.

이러한 다양한 수준의 진료행위를 수행하는 진료단위공간을 검사실, 시술실, 수술실로 구분하여 공간 개념도와 최소 필요규모를 분석하였다. 공간의 구성요소는 크게 세 가지로 환자 진료영역, 의료진 진료영역, 의료진 및 장비 이동영역이 있으며, 시술에 따른 마취영역, 멸균영역이 포함되어 있다. FGI Guidelines(2019)에서 규정하고 있는 영역별 단위공간의 지침을 기반으로 세부 치수를 파악하면, 환자진료영역은 진찰대의 용도에 따라 0.8m×1.52m, 0.9m×2.1m의 두 가지가 있고 의료진 진료영역은 최소 0.6m에서 최대 1.10m로 주로 0.9m로 설정하였으며, 의료진 및 장비이동영역은 0.6m~0.8m로 설정하였다. 기타 시술실 및 수술실의 마취구역은 마취진료영역이 1.8m×2.4m로 마취진료 이동구간 0.6m가 포함되어 있다. 수술실의 경우 멸균구역은 수술대 주변으로 0.9m, 장비 이동영역이 0.6~0.8m로 설정하였다. 영역별 유효폭을 합산한 실의 길이를 기반으로 한 단위면적은 검사실의 경우 10.80㎡, 시술실의 경우 12.09㎡~14.88㎡, 수술실의 경우 36.06㎡로 설정하였다(표2-16).

표 2-16. 진료단위공간

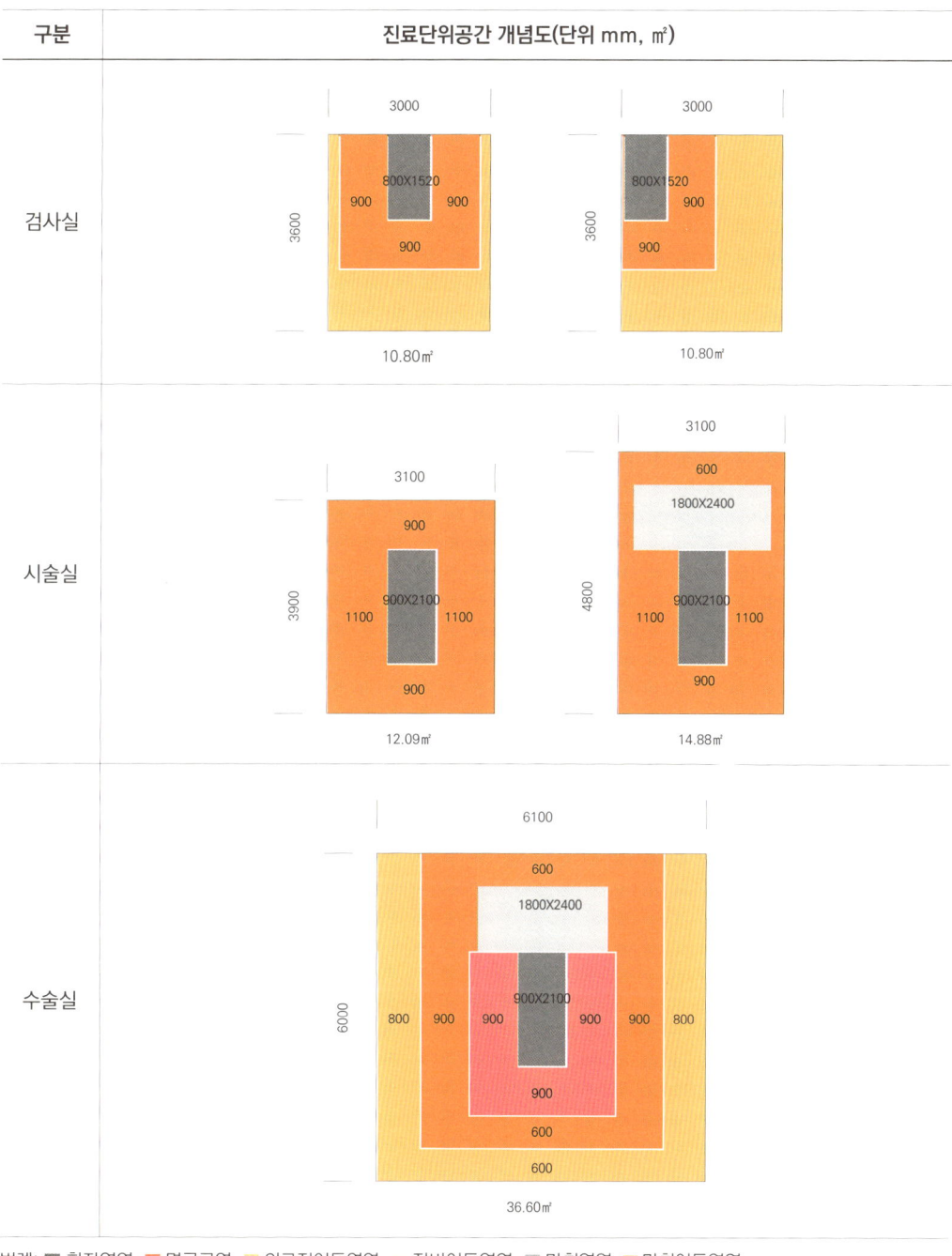

범례: ■ 환자영역 ■ 멸균구역 ■ 의료진이동영역 ■ 장비이동영역 ■ 마취영역 ■ 마취이동영역

출처: Bryan Langlands, Design distinctions for exam, procedure and operating rooms_based on the FGI Guidelines, 2019를 기반으로 재작성

2.3.3 이동영역

이동영역은 유니버설디자인(Universal environmental design) 개념과 무장애 환경(Barrier Free)에 대한 고려가 필요하다. 무장애 환경은 휠체어 및 보행보조기 사용자와 노인, 일반인 모두를 적절히 고려하는 환경을 의미한다. 유니버설디자인은 장애인 및 노약자를 위한 무장애 환경운동을 넘어서 다양한 능력과 인간의 전체적인 생애주기를 수용하는 디자인 개념으로 유니버설디자인센터가 제시한 기능적 지원성, 수용성, 접근성, 안전성의 4가지 원리를 기반으로 하여, 공평한 사용, 사용상의 융통성, 간단하고 직관적인 사용, 쉽게 인지할 수 있는 정보, 오류에 대한 포용력, 적은 물리적 노력, 접근과 사용을 위한 크기와 공간의 7가지 세부적인 원리로 발전되었다.[9]

이러한 유니버설디자인을 고려하여 장애인 및 노약자를 위한 이동수단에 따른 환자 이동공간 개념 및 최소유효폭을 정리한 것이 표 2-17이다. 이동수단은 보행, 준보행, 휠체어, 스트레처, 베드로 구분하였다. 보행 최소유효폭은 600㎜이며, 목발, 지팡이를 이용하는 경우 최소유효폭은 1,000㎜, 보행보조기를 이용할 경우 보조자이동을 고려할 시 1,200㎜의 유효폭이 필요하다. 휠체어 점유공간은 800㎜×1,500㎜로 이동 시 필요한 유효폭은 1,500㎜이다. 스트레처 점유공간은 800㎜×1,200㎜로 이동 시 필요한 유효폭은 2,150㎜이다. 한 개 베드의 점유공간은 1,000㎜×2,330㎜로 이동 시 필요한 유효폭은 2,150㎜이다. 두 개 베드가 교행할 경우 점유공간은 2,000㎜×2,330㎜로 이동 시 필요한 최소 유효폭은 2,460㎜, 최대 2,960㎜이며, 중간값은 2,710㎜이다. 주로 스트레처와 베드로 이동하는 감염환자의 동선을 고려하여 감염병전문병원의 이동영역의 최소 유효폭은 2,150㎜에서 최대 2,960㎜ 이상을 고려하는 것이 바람직하겠다.

---

9 임채숙, 한국형 노인복지시설을 계획하기 위한 유니버설 공간·환경 디자인 지침 제안, 2011, 디자인학연구 통권 제97호 pp.67-77

표 2-17. 이동수단에 따른 환자 이동공간 유효폭

이동수단		이동공간 개념도	최소유효폭 (점유공간 W×D)
보행			600
준보행	보행보조기		600 (보조자 동반시 1400)
	목발		1200
	지팡이		1200
휠체어			1500 (800×1500)
스트레처			2150 (800×2100)
베드			2150 (1000×2330)
두 개 베드 교행			2960 (2000×2330)

출처: HBN 00-04 p.5~48를 기반으로 재작성

참고문헌

건축계획단계

권순창, 김장묵, 병원건축기획, 2015, 보문각
HKS, ARUP, The Pandemic-Resilient Hospital:How Design Can Help Facilities Stay Operational and Safe, 2021

배치계획

이신호, 종합병원의 형태결정요인 및 기본형태 특성에 관한 연구, 서울대학교 대학원 건축학과 박사논문, 1989
김은석, 양내원, 국내 종합병원의 형태 유형 변화에 관한 연구, 한국실내디자인학회, 제23권 제6호, 2014, pp.195~203
이현진, 박재승, 국내 종합병원 병동부 평면 유형에 따른 코어 연구, 의료·복지건축, 통권 48호, 2012, pp.41~49

부서계획

여정, 채철균, 병상과 간호스테이션의 관계를 기반으로 한 지방의료원 중환자부 배치유형에 관한 연구, 의료·복지건축, 25(3), 2019, pp.37~46
이송우, 주덕훈, 병원내 감염예방을 위한 최적 공기조화설비 계획, 공기청정기술, 제28권, 제3호, pp.29~40, 2015
최광석, 감염병전문병원의 병동부 건축계획에 관한 연구, 의료·복지·건축, 통권 82호, pp.7~15, 2021
최광석, 감염병전문병원 외래진료부의 건축계획에 관한 연구, 대한건축학회논문집 총권 제405호, 2022, pp.103~113
최광석, 정다운, 권순정, 민간 권역 감염병전문병원의 공간구성 및 동선에 관한 건축계획 연구, 의료·복지건축, 통권 77호, 2019, pp.81~91
Christine, Nickl-Weller, Hospital Architecture, 2013, Braun Publishing
Paul R. Barach, Bill Rostenberg, Design of Cardiac Surgery Opratin Room and the Impact of the Built Environment, Pediatric and Congenital Cardiac Care:Volume2, pp411~422, 2015
Richard L. Kobus, Ronald L. Skaggs, Michael Bobrow, Julia Thomas, Thomas M. Payette, Stephen A. Kliment, 김태윤, 우형주 공역, Building Type Basics for Healthcare Facilities, 기문당, 2014
T.T. Chow, A.Kwan, Z.Lin, W.Bai, Conversaion of operating theatre from positive to negative pressure environment, Journal for Hospital Infection 64, 2006, pp.371~378

단위공간계획

김성현, 양내원, 긴급 의료 대응을 위한 이동형병원의 의료공간설정에 관한 조사 연구, 의료·복지·건축 28권 1호, 2022, pp.7~21
이현진, 권순정, 중환자실 병상주변공간의 면적과 간격에 관한 연구, 의료·복지건축, 25(3), 2019, pp.47~55.
임채숙, 한국형 노인복지시설을 계획하기 위한 유니버설 공간·환경 디자인 지침 제안, 디자인학연구 통권 제97호, 2011, pp.67-77
Natonl Health Service(NHS), Health Building Note(HBN)
The Facility Guidelines Institute(FGI), Guidelines for Design and Constrution of Hospitals and outpatient Facilities

3

감염병전문병원 공간구성

Spatial organization of IDH

공간구성 제안의 전제

- 신종 감염병 대응 및 확산 방지를 위한 국가 인프라로서 의료지원체계의 중개적 역할을 담당한다. 감염병의 진료(예방, 검사, 진단, 치료, 재활)와 연구 및 교육을 위한 기본시설을 갖춘다.

- 공간 사용 주체인 환자, 의료진, 물품의 특성을 고려하며 대상별 출입, 진료, 지원의 주요 행위 흐름을 고려하여 공간을 구성한다.

- 제1급 감염병에 걸린 확진 환자로 중증 및 위중증에 해당하는 환자를 대상으로 한다.

- 의료관련감염 중 공기매개전파를 차단하는 공기주의격리지침에 따라 환자 배치, 개인보호구의 사용, 환자의 이송, 치료 장비와 기구관리, 환경관리를 해야하며 음압격리진료실을 상시 운영한다.

- 감염에 대한 생물학적·물리적 안전성 확보를 위해 공간 및 동선을 분리하고 공간 구획별 독립운영을 위한 완결성을 고려한다. 안전성 확보를 위한 공간 구획에도 불구하고 응급 및 위중증 환자를 위한 간호 관찰성, 신속한 접근성과 편의성을 확보하여 진료의 효율성을 고려한다. 격리에 의해 이동성이 제한되는 환자의 고립감과 폐쇄감을 해소하며, 격리된 환자 진료를 위해 과중한 업무를 담당하는 의료진의 스트레스 경감을 위한 자연채광, 외부조망 등의 환기성과 접촉, 소통, 휴게 등 지원적인 공간을 위한 안정성을 고려하여 계획한다.

- 공간구성의 단계는 배치 계획, 부서 계획, 단위공간·실 계획의 위계로 나뉘며, 각 단계가 상호 유기적으로 조화를 이루도록 한다.

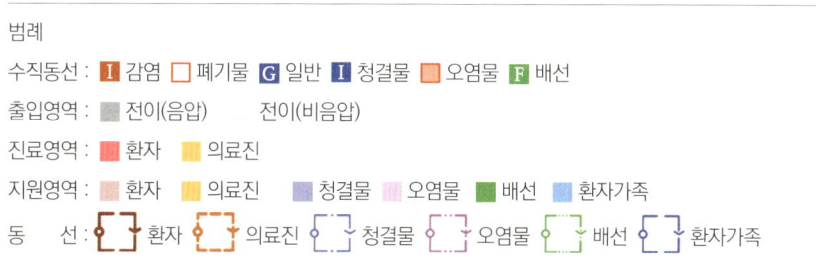

3.1 배치계획

배치계획의 전제

- 도시적인 차원에서 의료지원 네트워크를 고려한다.
- 인적·물적 자원을 신속하게 확보할 수 있는 모 병원의 병설 병원으로 운영한다.

3.1.1 마스터플랜

- 대규모 감염병 유행 시 대중의 접근이 용이하도록 한다.
- 감염병의 전파방지를 위해 분리될 수 있는 구조로 배치한다.
- 감염병 수요 및 의료기술의 발달을 수용할 수 있는 확장성을 고려한다.

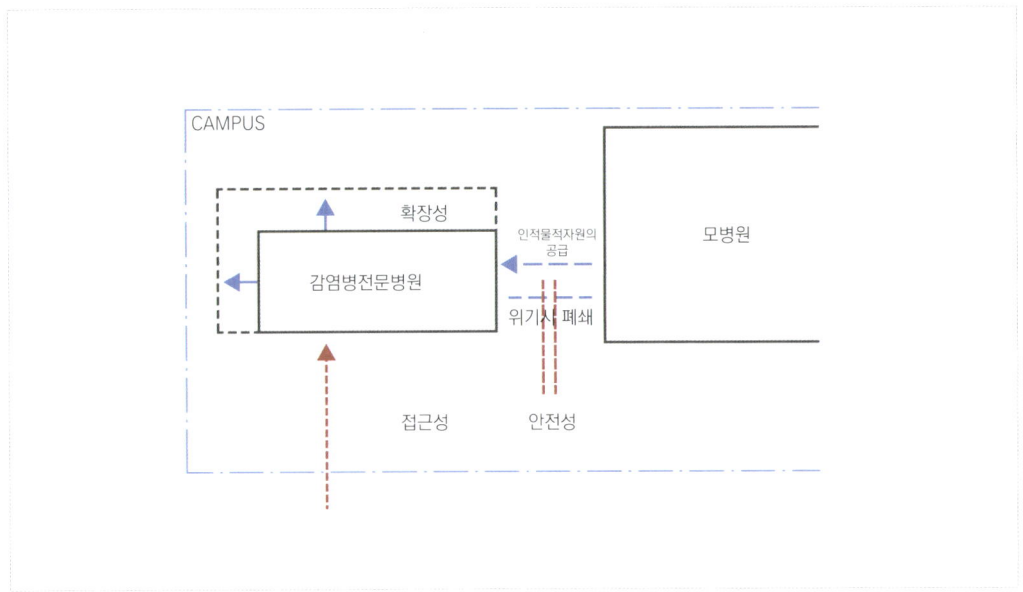

그림 3-1. 마스터플랜 개념도

3.1.2 동선체계

- 격리에 따라 구역별 전용 코어를 설치한다(음압구역: 감염코어, 비음압구역:일반코어).
- 음압구역을 연결하는 감염코어는 환자 엘리베이터와 폐기물 엘리베이터를 구분하여 설치한다.
- 비음압구역을 연결하는 일반코어는 의료진 및 환자 가족용 엘리베이터, 청결물 엘리베이터, 배선용 엘리베이터를 구분하여 설치한다.
- 격리에 따른 전용 복도(음압구역:음압복도, 비음압구역:비음압복도)를 설치하며, 구역 이동을 위한 전이구역은 구역별 공기압력의 유지, 보호복의 착·탈의, 손 위생 등의 통제가 가능한 구조로 설치한다.

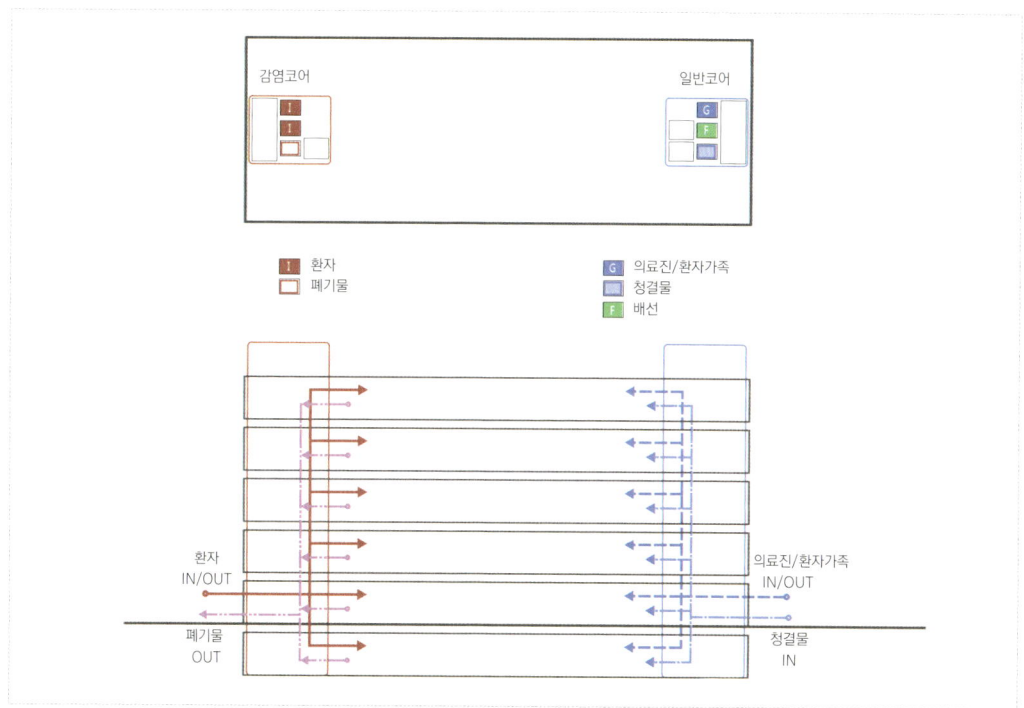

그림 3-2. 동선체계 개념도

3.1.3 부서배치

- 부서란 특정 기능에 의해 자체예산과 인적·물적 자원을 기반으로 운영되는 전문단위이다.
- 감염병전문병원의 기능체계는 진료와 이를 지원하는 체계로 구분되며, 진료는 입원·통원·중앙부문, 지원은 공급·관리운영·교육연구 부문으로 구분한다. 입원진료부문은 **병동부**와 **중환자부**로 구성한다. 통원진료부문은 **선별진료소**, **이송센터**, 외래진료부(감염병 의뢰·진료 센터)로 구성한다. 중앙진료부문은 **수술부**, **영상의학부**, **진단검사의학부**, **해부병리검사부**로 구성한다. 중앙공급부문은 **중앙공급부**, **소독부**, 약제부, 급식부로 구성한다. 관리운영부문은 운영부, 관리부, 기록부로 구성한다. 교육연구부문은 교육부와 연구부로 구성한다. 부서 중 진하게 표기된 부분은 위기시 감염병전문병원이 독립적으로 운영되기 위한 필수 부서로 기타 부서는 가급적 모병원을 활용하여 최소화하도록 한다.
- 이송센터에서 환자가 이동하는 경로는 〈매우중요〉하게 연결한다.
  - 이송센터-감염병의뢰센터-중환자부, 병동부, 수술부
- 공급과 관련된 부분은 〈중요〉하게 연결한다.
  - 중앙공급부-병동부, 중환자부, 수술부, 외래진료부
- 〈매우중요〉·〈중요〉한 관계를 가진 부서는 직접인접, 수직인접, 가까이 인접하도록 배치한다.

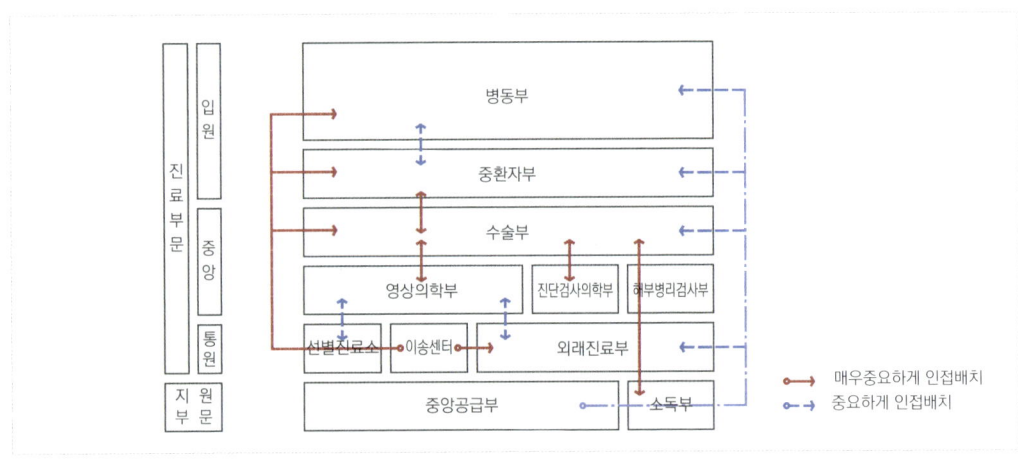

그림 3-3. 부서 분류 및 관계도

3.2 부서계획

1) 부서계획의 전제

전파위험이 높은 중증 급성호흡기증후군, 동물인플루엔자 인체감염증, 신종인플루엔자, 메르스, 신종감염병증후군, 생물테러감염병[1] 등 공기격리를 필요로 하는 감염병 환자를 대상으로 하며, 특수 환기 시스템이 있는 음압격리 공간을 중심으로 한다.

위기시 감염병전문병원이 외부로부터 폐쇄된 경우에도 독립적으로 운영되기 위한 필수부서를 대상으로 한다.

2) 부서계획 공통사항

부서의 계획은 부서별 구역·영역·대상별 영역의 구획 및 대상별 행위에 따른 공간흐름을 기반으로 공간의 규모와 유형을 종합하여, 공간관계를 구조화한 공간구성의 순서로 제안한다.

(1) 구역 및 영역계획

- 부서의 구역은 음압구역, 비음압구역, 전이구역으로 구분한다. 무균술에 의한 청결도 유지를 위해 구역 내 청결구역과 오염구역을 세분화한다. (수술부, 중환자부, 소독부에 해당)
- 영역은 환자, 의료진, 물품의 대상과 출입, 진료, 지원의 행위에 의해 환자 출입·진료·지원영역, 의료진 출입·진료·지원영역, 물품 출입·지원영역의 8개 영역으로 구분한다.

(2) 동선계획

- 교차오염방지를 위해 대상별 동선을 분리하여 계획한다.
- 환자와 의료진 동선의 분리

---

[1] 감염병의 예방 및 관리에 관한 법률 제2조 법정감염병 분류 및 종류

- 청결도(멸균·청결·오염·폐기물품)에 따른 물품의 분리
- 청결에서 오염으로 일 방향 동선 진행

(3) 단위공간 및 실 배치

- 구역 및 영역에 따른 공간구획 별 작업이 완결될 수 있는 배치를 한다.
- 간호관찰 및 응급 시 접근에 유리하도록 환자 진료영역과 의료진 진료영역을 인접하여 배치한다.
- 진료 단위공간은 환자의 고립감과 폐쇄감을 해소할 수 있도록 자연채광 및 외부조망을 고려하여 배치한다.
- 의료진 영역은 과중한 업무에 대한 스트레스를 해소할 수 있는 외부조망을 고려하며, 의료진전용의 휴게·소통을 위한 지원시설을 설치한다.

(4) 단위공간계획

- 이송카트, 스트레처, 베드 등 주요 이송 수단에 따른 환자 이동 공간의 유효폭을 확보한다.
- 진료행위에 따른 환자영역, 치료영역, 의료진 및 장비 이동영역을 고려하여 계획한다.

3.2.1 병동부

1) 구역 및 영역별 소요실의 구성

구역 및 영역별 소요실의 구성은 표 3-1과 같으며, 구역별 고려 사항은 다음과 같다.

(1) 음압구역

- 음압구역은 환자 진료영역인 병실유니트(음압전실, 음압병실, 환자전용 화장실)

15개소(대기병상 1개소 추가)와 의료진 진료영역인 보조 간호스테이션, 간이 검사실과 병실에서 사용 후 배출되는 오염물품의 처리를 위한 물품 지원영역으로 구성된다.

- 음압구역 내 진료의 효율성을 고려하여 간이 검사실 및 보조 간호스테이션의 배치를 권장한다.
- 음압구역 내 물품처리가 물품별로 완결될 수 있도록 장비, 기기, 오물, 린넨, 폐기물로 구분하여 필요시설 설치를 권장한다.
- 폐기물은 부서별 멸균처리를 권장한다.

(2) 전이구역

- 전이구역은 의료진 및 물품의 출입영역으로 구성한다.
- 전이구역 중 의료진 출입영역은 편의성을 고려하여 출갱의 시 PPE탈의 및 소독을 할 수 있는 실을 별도로 확보하는 것을 권장하며, 입갱의 시 안전성을 고려하여 착의실과 전실을 구분하여 설치할 것을 권장한다.
- 배선실은 전이구역에 설치하여 배식 후 소독된 카트가 전실을 통해 비음압구역의 배선 엘리베이터로 수거되도록 한다.

(3) 비음압구역

- 비음압구역은 의료진 진료영역인 간호스테이션을 중심으로 물품 및 의료진 지원영역과 환자가족을 위한 지원시설로 구성한다.
- 멸균을 요하는 의약품 및 의료기기를 구분하여 비치한다.
- 청소도구실은 구역별로 분리하여 설치한다.
- 대상별로 화장실을 구분하여 설치한다.
- 의료진의 전용 휴게 및 소통공간, 환자가족을 위한 지원시설의 설치를 권장한다.

2) 대상별 행위에 따른 공간흐름

병동부의 대상별 행위에 따른 공간흐름도는 그림 3-4~5와 같다.

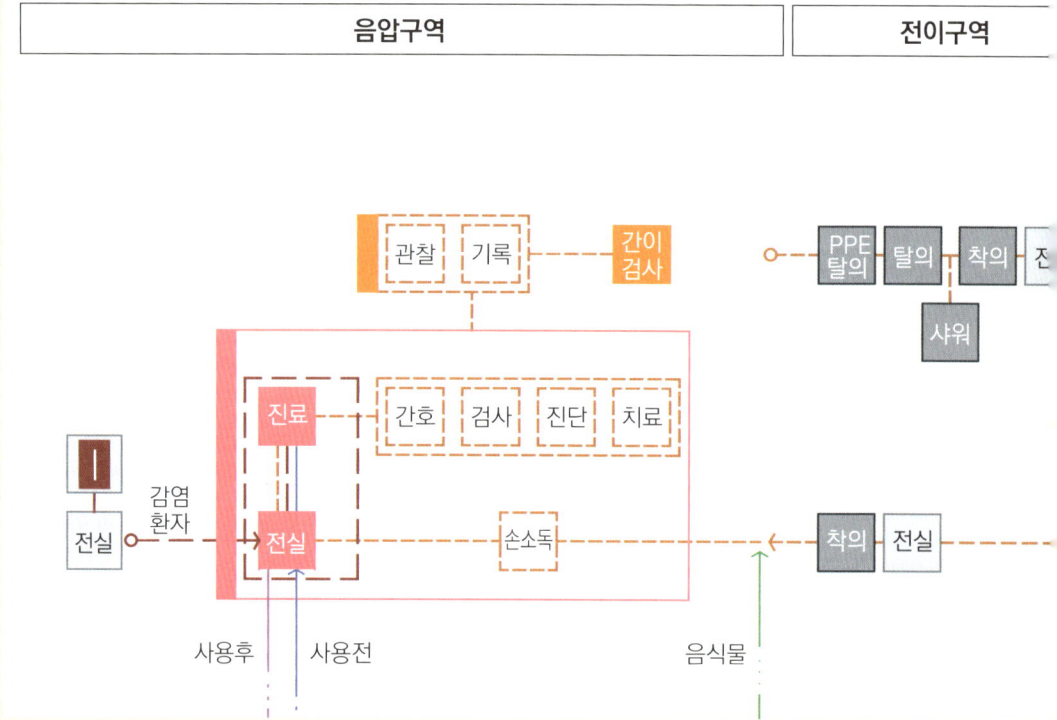

그림 3-4. 병동부 환자 및 의료진 공간흐름도

(1) 환자

- 환자 전용 엘리베이터 → 전실 → 음압복도 → 음압전실 → 병실유니트로 이송
- 진료 후 격리해제 시 의료진 출갱의 동선을 통해 퇴실

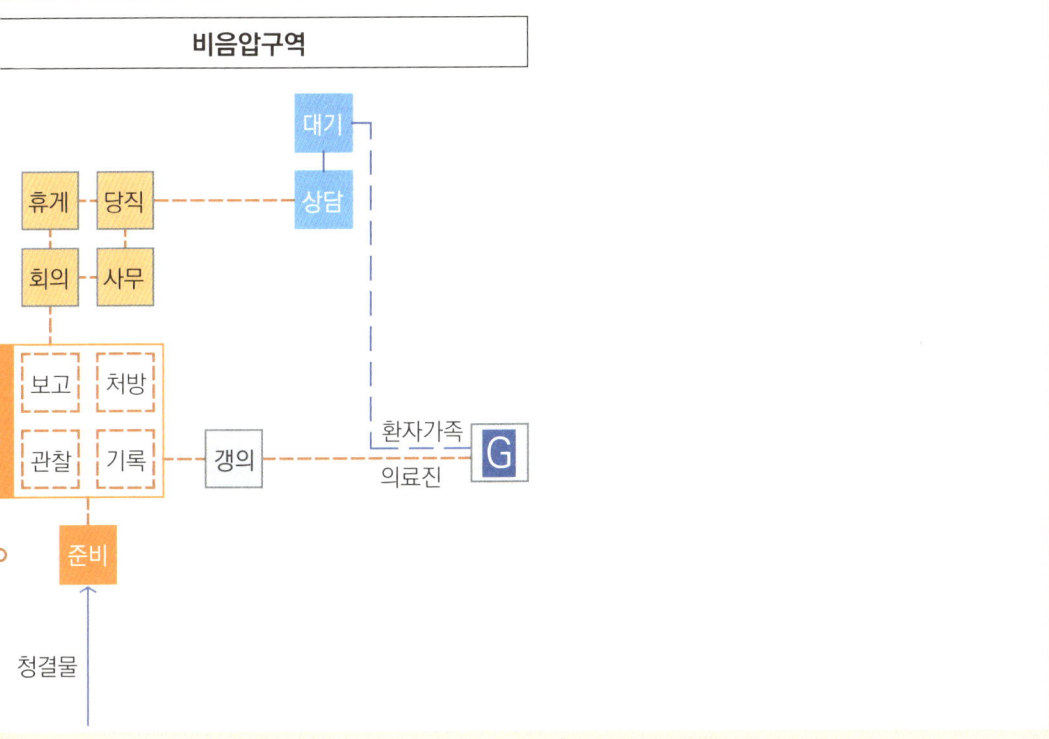

(2) 의료진

- 의료진 전용 엘리베이터 → 비음압복도 → 필요시 갱의 → 간호스테이션에서 환자 관찰, 기록, 보고, 처방 등의 업무수행, 환자진료를 위한 준비 → 입갱의(전실, 착의) → 음압복도 → 전실에서 손소독 후 → 병실에서 간호, 검사, 진단, 치료 등의 진료 수행 → 전실 → 음압복도 → 다른 병실유니트 진입 / 검체검사 / 보조간호스테이션에서 관찰 및 기록 / 물품 처리 → 출갱의(보호복 탈의, 필요시 탈의 및 샤워, 착의, 전실) → 비음압복도 → 간호스테이션 복귀 후 진료 수행 or 휴게, 회의, 사무, 당직 등의 진료지원 / 환자가족 상담

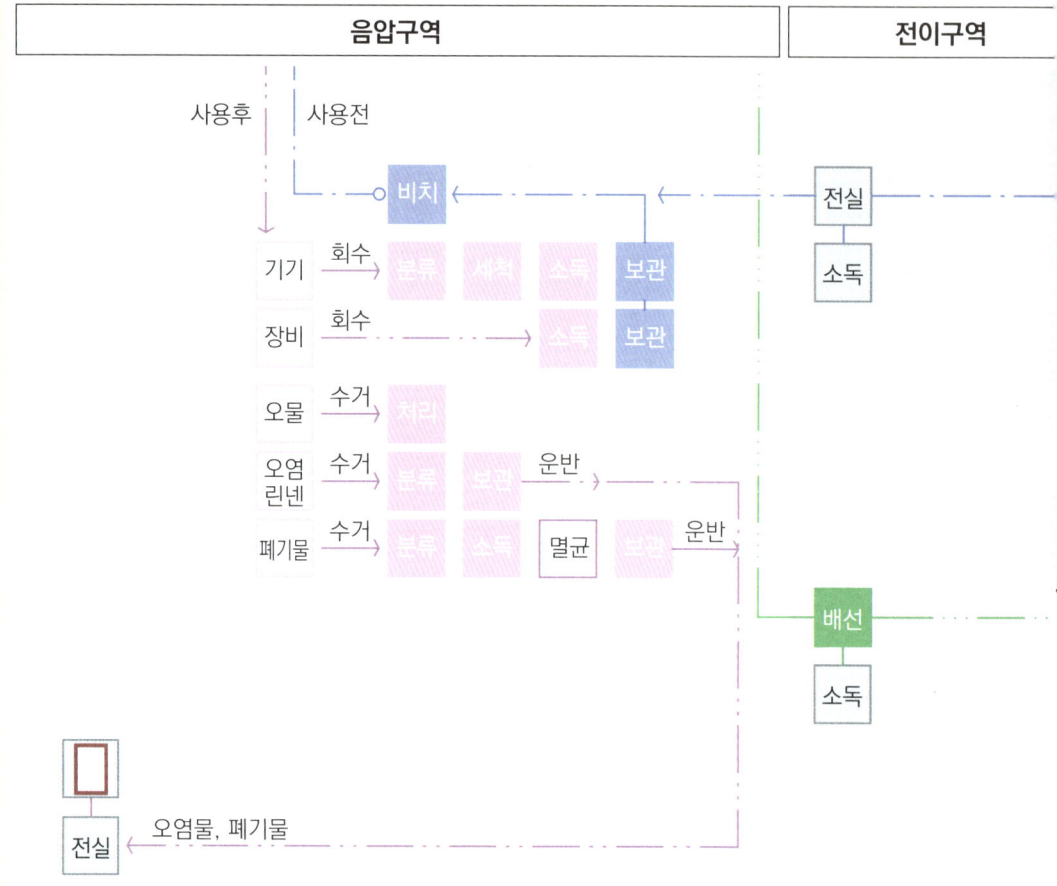

그림 3-5. 병동부 물품 공간흐름도

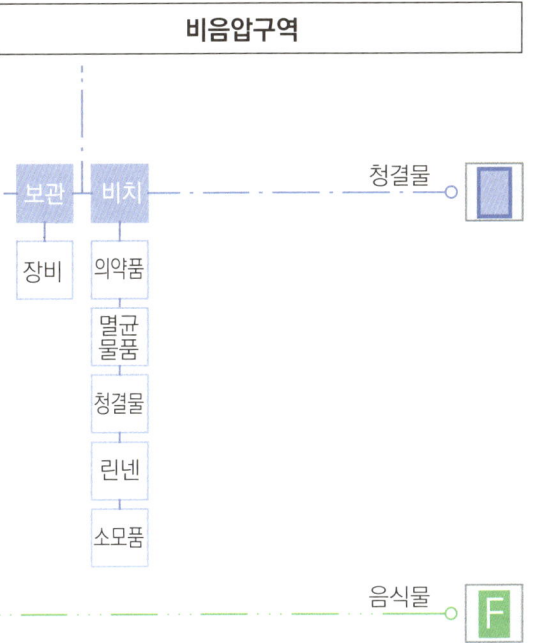

(3) 물품

- 청결물 전용 엘리베이터 → 비음압복도 → 물품별 보관 및 비치(의약품, 멸균물품, 청결물, 린넨, 소모품, 장비) → 의료진 동선(입갱의) 또는 물품전실 → 음압복도 → 음압전실 → 병실유니트 → 물품별 분류 및 처리(기기:회수 → 세척 → 소독 → 보관, 장비:회수 → 소독 → 보관, 오물:수거 후 오물처리, 오염린넨:수거 → 분류 → 보관, 폐기물:분류 → 소독 → 보관) → 전실 → 폐기물 전용 엘리베이터

- 음식물: 배선코어 → 비음압복도 → 배선실 → 전실 → 음압복도 → 전실 → 음압병실→ 식사후 병실 수거 및 폐기물 처리, 배선카트 수거

표 3-1. 병동부 소요실

영역구분			소요실		필수	권장	비고
구역	영역	대상					
음압구역	진료영역	환자	병실유니트	병실/화장실	●		
				전실	●		
		의료진	보조간호스테이션			●	
			간이검사실			●	
	지원영역	물품	장비소독/보관실		●		물품별 처리 공간 분리
			기기소독/세척/보관실		●		
			오물처리실		●		
			오염린넨실			●	
			청소도구실		●		
		폐기물	소독 전창고		●		부서별 멸균 처리 권장
			소독 후창고		●		
전이구역	출입영역	의료진	출갱의	PPE탈의		●	PPE탈의 및 소독공간 설치 권장 착의실과 전실의 구분 설치 권장
				탈의	●		
				샤워	●		
				착의	●		
				전실	●		
			입갱의	착의		●	
				전실	●		
		물품	배선실		●		배식후 카트 소독이 가능한 구조 권장
비음압구역	진료영역	의료진	간호스테이션		●		
			준비실		●		
	지원영역	물품	의약품실			●	의약품 및 멸균물품 구분 보관 권장
			청결물실		●		
			린넨실		●		
			소모품실		●		보호복 창고 별도 확보
			창고			●	장비창고 확보 권장
			청소도구실		●		구역별 청소 도구실 별도 확보
		의료진	갱의실		●		
			(수)간호사실		●		
			당직실		●		
			의료진화장실		●		대상별 화장실 별도 확보
			다목적실			●	의료진 휴게 및 소통공간 확보 권장
		환자가족	대기실			●	환자가족 지원시설 확보 권장
			상담실		●		
			화장실		●		대상별 화장실 별도 확보

3) 공간구성

구역·영역·대상별 영역의 구획 및 대상별 행위에 따른 공간흐름을 기반으로 한 병동부의 공간구성은 그림 3-6과 같다.

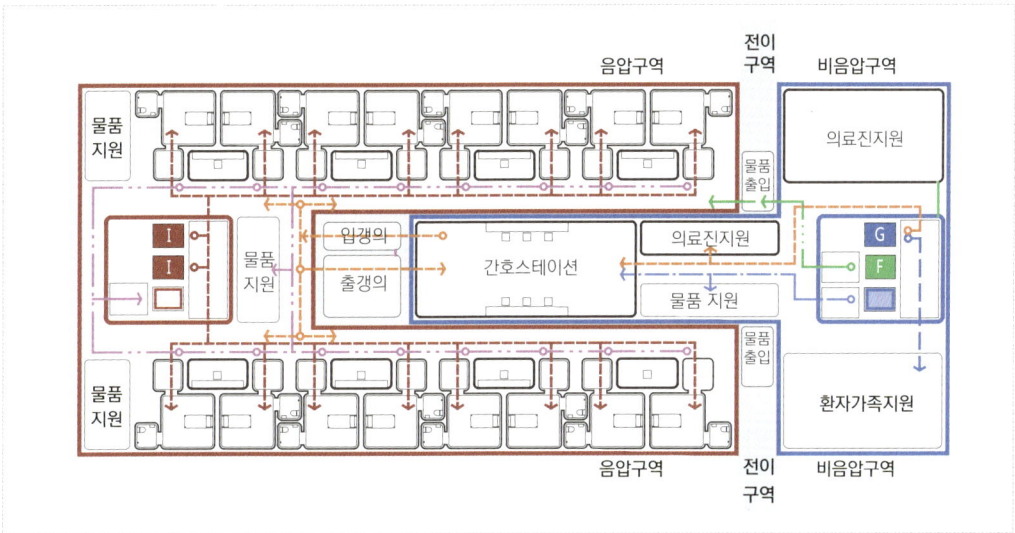

그림 3-6. 병동부 공간구성

(1) 환자 영역

- 음압병실유니트는 전실, 병실, 환자 전용 화장실로 구성한다.
- 안정성을 고려하여 채광 및 외부조망을 확보한다.
- 간호 관찰성을 고려하여 음압복도에서 병실이 보이는 구조를 확보한다.

(2) 의료진 영역

- 의료진 영역은 음압구역 내 보조간호스테이션 및 간이검사실의 진료영역, 전이구역의 입·출갱의 출입영역, 비음압구역의 간호스테이션(준비실 포함)의 진료영역과 지원영역의 4개 영역으로 구분한다.
- 음압구역 내 보조 간호스테이션은 병실별로 균등하게 분산 배치한다.

- 음압구역 내 간이 검사실은 환자진료영역의 접근성을 고려하여 위치를 선정한다.
- 입·출갱의실은 접근성을 고려하여 간호스테이션 및 환자 진료영역에 인접하여 배치한다.
- 비음압구역의 주요 진료영역인 간호스테이션은 간호 관찰 및 물품 수급에 유리하도록 배치한다.
- 의료진 지원영역은 외부 조망 및 환자 가족 상담 동선을 고려하여 배치한다.

(3) 물품영역

- 물품영역은 음압구역 내 지원영역, 전이구역의 출입영역, 비음압구역의 지원영역으로 구분한다.
- 음압구역 내 지원영역은 장비 및 기기 재활용(세척, 소독, 보관)을 위한 물품지원영역과 폐기되는 오물, 오염린넨, 폐기물의 지원영역을 분리하여 배치한다. 재활용 장비 및 기기의 지원영역은 환자 진료영역 인근으로 배치하며, 폐기물품의 지원영역은 폐기물 엘리베이터 인근으로 배치한다.
- 전이구역의 출입영역은 장비 및 배선카트 이동이 원활하며, 음압구역에서 비음압구역으로 이동 시 소독 등의 처리가 가능한 구조로 배치한다.
- 비음압구역의 물품지원영역은 청결물 엘리베이터에서 접근이 용이하며, 간호스테이션 및 준비실 등으로 물품수급이 원활하도록 배치한다.

3.2.2 중환자부

중환자부은 중증환자의 집중치료실로서, 일반실에 비해 균(오염물질)이 제거된 청정한 공간이 요구된다. 따라서 구역 중 공기청정도의 기준이 나뉘는 부분을 기점으로 비음압구역을 비음압구역Ⅰ(일반구역), 비음압구역Ⅱ(청결구역)로 구분한다.

1) 구역 및 영역별 소요실의 구성

구역 및 영역별 소요실의 구성은 표 3-2와 같으며, 구역별 고려 사항은 다음과 같다.

(1) 음압구역

- 음압구역은 환자 진료영역인 병실유니트(음압전실, 음압병실) 6개소(대기병상 2개소 추가)와 의료진 진료영역인 보조 간호스테이션, 간이 검사실과 병실에서 사용 후 배출되는 오염물품의 처리를 위한 물품 지원영역으로 구성된다.
- 음압구역 내 진료의 효율성을 고려하여 간이 검사실 및 보조 간호스테이션의 배치를 권장한다.
- 음압구역 내 물품 처리가 물품별로 완결될 수 있도록 장비, 기기, 오물, 린넨, 폐기물로 구분하여 필요시설 설치를 권장한다.
- 폐기물은 부서별 멸균처리를 권장한다.

(2) 전이구역

- 전이구역은 의료진 및 물품의 출입영역으로 구성된다.
- 중환자부는 고도의 청정도가 요구되는 집중치료실로 일반인의 출입이 통제되며, 출입 시 청결도 유지를 위한 갱의 후 진입한다. (전이구역 I)
- 중증 환자의 응급치료를 위한 접근성을 고려하여 병실 유니트별로 의료진 입갱의실(착의, 전실)을 각각 설치한다. (전이구역 II)
- 출갱의 시 PPE탈의 및 소독을 할 수 있는 실을 별도로 확보하는 것을 권장하며, 입갱의 시 안전성을 고려하여 착의실과 전실을 구분하여 설치할 것을 권장한다. (전이구역 II)

표 3-2. 중환자부 영역별 소요실

구역	구역/영역	대상	소요실		필수	권장	비고
음압구역	진료영역	환자	음압병실	병실	●		
				전실	●		
		의료진	보조간호스테이션			●	
			간이검사실		●		
	지원영역	물품	장비소독/보관실		●		물품별 처리 공간 분리
			기기소독/세척/보관실		●		
			오물처리실		●		
			오염린넨실			●	
			청소도구실		●		
		폐기물처리	소독 전 창고		●		부서별 멸균 처리 권장
			소독 후 창고		●		
			전실		●		
전이구역Ⅱ	출입영역	의료진	출갱의	PPE탈의		●	
				탈의	●		
				샤워	●		
				착의	●		
				전실	●		
			입갱의	전실	●		병실 유니트별로 분리하여 설치
				착의	●		
		물품	전실			●	사용 후 반출되는 장비의 소독이 가능한 구조 권장
비음압구역Ⅱ	진료영역	의료진	간호스테이션		●		
			준비실		●		
	지원영역	물품	의약품실			●	의약품 및 멸균물품 구분 보관 권장
			청결물실		●		
			린넨실		●		
			소모품실		●		보호복 창고 별도 확보
			장비창고			●	장비 창고 확보 권장
			청소도구실		●		구역별 청소 도구실 별도 확보
		의료진	회의실		●		
			의료진 화장실		●		
			(수)간호사실			●	의료진 휴게 및 소통 공간 확보 권장
			다목적실			●	
전이구역Ⅰ	출입영역	의료진	갱의실		●		
			전실		●		
		물품	배선실		●		배식 및 사용 후 카트 및 장비 소독이 가능한 구조 권장
			전실		●		
비음압구역Ⅰ	지원영역	의료진	당직실		●		비음압구역Ⅱ 내 설치 가능
		환자가족	상담실		●		
			화장실			●	환자가족 지원시설 확보 권장 대상별 화장실 별도 확보
			대기실			●	

- 배선실은 전이구역에 설치하여 배식 후 소독된 카트가 전실을 통해 비음압구역의 배선 엘리베이터로 수거되도록 한다. (전이구역Ⅰ)

(3) 비음압구역

- 비음압구역은 일반인의 출입이 가능한 비음압구역Ⅰ과 출입이 통제되는 비음압구역Ⅱ로 구분한다. 비음압구역Ⅰ은 환자가족 지원영역과 의료진 지원영역으로 구성되고, 비음압구역Ⅱ는 의료진 진료영역과 물품 및 의료진 지원영역으로 구성된다.
- 멸균을 요하는 의약품 및 의료기기를 구분하여 비치한다. (비음압구역Ⅱ)
- 청소도구실은 구역별로 분리하여 설치한다.
- 대상별로 화장실을 구분하여 설치한다.
- 의료진의 전용 휴게 및 소통공간, 환자가족을 위한 지원시설의 설치를 권장한다. (비음압구역Ⅰ)

2) 대상별 행위에 따른 공간흐름

중환자부의 대상별 행위에 따른 공간흐름도는 그림 3-7과 같다.

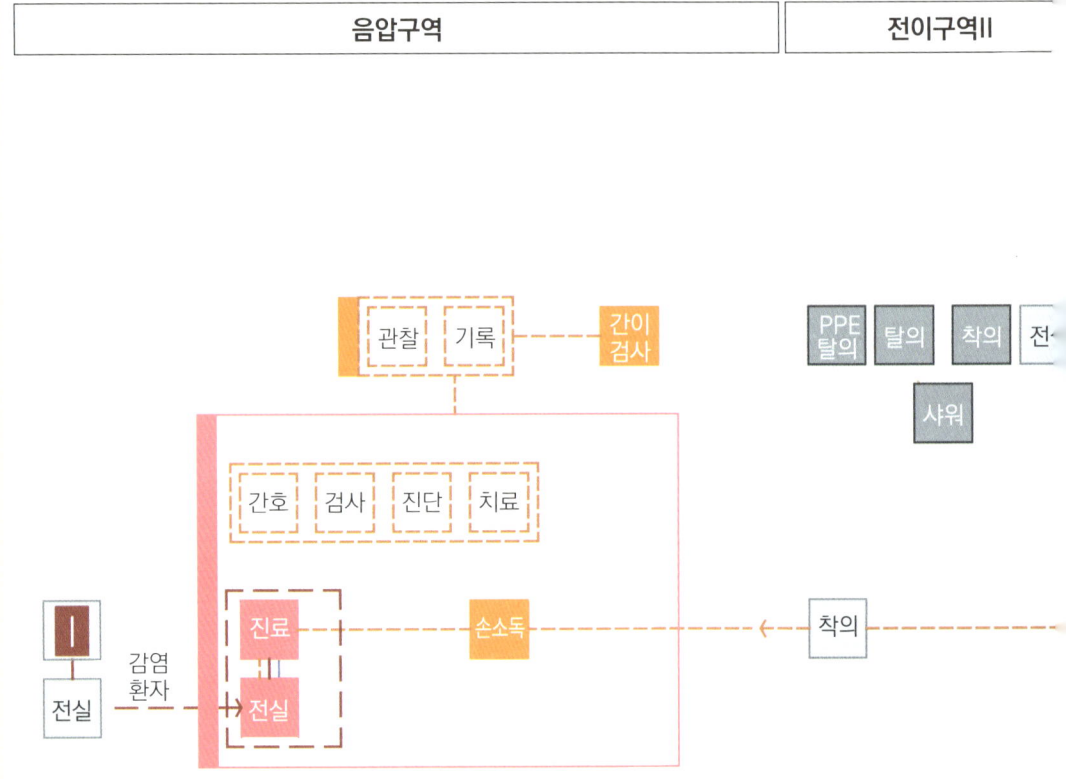

그림 3-7. 중환자부 환자 및 의료진 공간흐름도

(1) 환자

- 환자 전용 엘리베이터 → 전실 → 음압복도 → 음압전실 → 병실유니트로 이송

- 필요시 전용동선(음압복도, 전용 엘리베이터)을 통해 해당 과로 이송(수술 필요시 수술부, 상태 호전 시 병동부 등)

- 진료 후 격리해제 시 의료진 출갱의 동선을 통해 퇴실

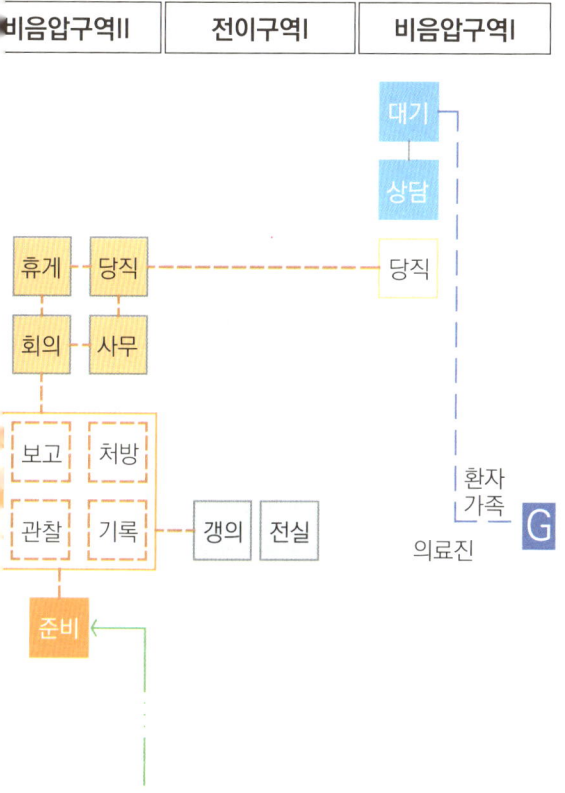

(2) 의료진

- 의료진 전용 엘리베이터 → 비음압복도 → 전이구역 I 에서 갱의 → 간호스테이션에서 환자 관찰, 기록, 보고, 처방 등의 업무수행, 환자 진료를 위한 준비 → 입갱의(착의) → 의료진 전실 손소독 → 병실에서 간호, 검사, 진단, 치료등의 진료 수행 → 환자 전실 → 음압복도 → 검체검사 / 보조간호스테이션에서 관찰 및 기록 / 물품 처리 → 출갱의(보호복 탈의, 필요시 탈의 및 샤워, 착의, 전실) → 비음압복도 → 간호스테이션 복귀 후 진료 수행 or 휴게, 회의, 사무, 당직 등의 진료지원 → 갱의 → 비음압구역1 대기 or 환자 가족 상담

(3) 물품

- 청결물 전용 엘리베이터 → 비음압복도 → 전실 → 물품별 보관 및 비치(의약품, 멸균물품, 청결물, 린넨, 소모품, 장비) → 의료진 동선(입갱의 → 전실)을 통해 병실유니트 진입

- 사용 후 병실유니트 → 환자전실 → 물품별 분류 및 처리(기기:회수 → 세척 → 소독 → 보관, 장비:회수 → 소독 → 보관, 오물:수거 후 오물처리, 오염린넨:수거 → 분류 → 보관, 폐기물:분류 → 소독 → 보관) → 전실 → 폐기물 전용 엘리베이터

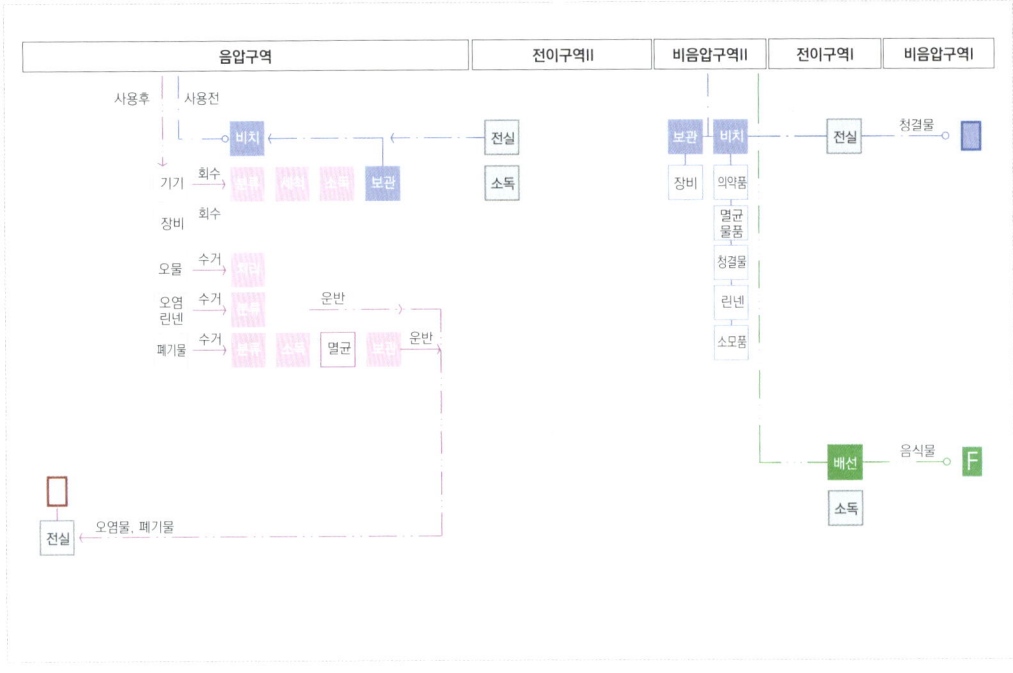

3) 공간구성

구역·영역·대상별 영역의 구획 및 대상별 행위에 따른 공간흐름을 기반으로 한 중환자부의 공간구성은 그림 3-8과 같다.

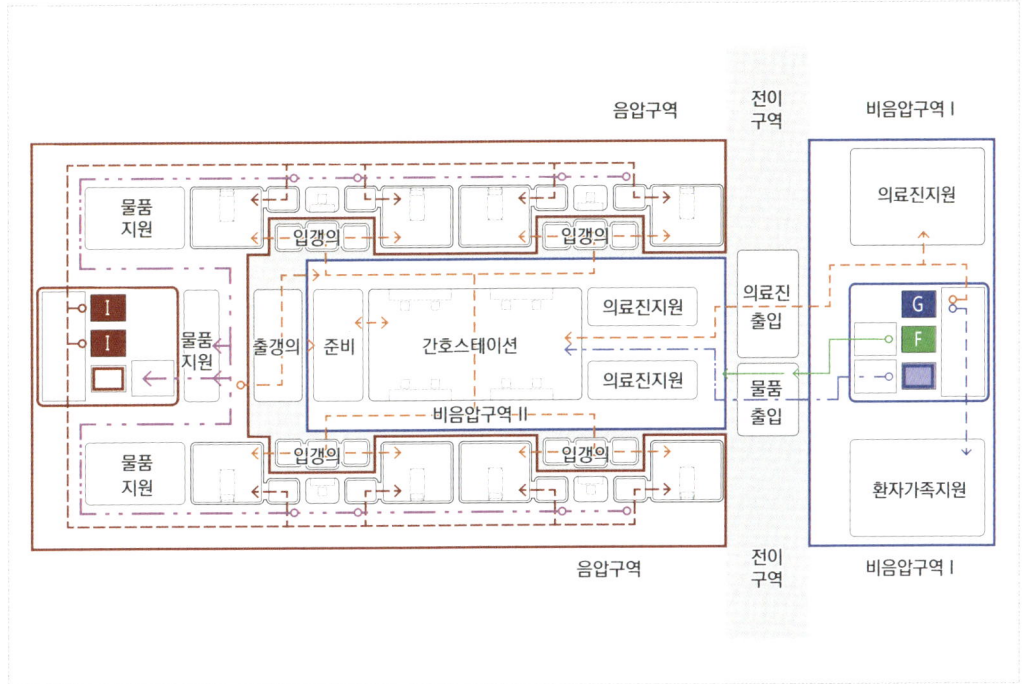

그림 3-8. 중환자부 공간구성

(1) 환자 영역

- 음압병실유니트는 환자전실, 병실로 구성한다.
- 안정성을 고려하여 채광을 고려한다.
- 중증 환자의 간호 관찰성을 고려하여 의료진이 간호스테이션에서 병실을 직접 관찰할 수 있는 구조를 확보한다.

(2) 의료진 영역

- 의료진 영역은 음압구역 내 보조간호스테이션 및 간이검사실의 진료영역, 전이구역Ⅱ의 입·출갱의 출입영역, 비음압구역Ⅱ의 간호스테이션(준비실 포함)의 진료영역과 지원영역, 전이구역Ⅰ의 갱의를 위한 출입영역, 비음압구역Ⅰ의 지원영역의 6개 영역으로 구분한다.

- 음압구역 내 보조 간호스테이션은 병실별로 균등하게 분산 배치한다.

- 음압구역 내 간이 검사실은 환자진료영역의 접근성을 고려하여 위치를 선정한다.

- 입갱의실(착의 및 의료진 전실)은 중증 환자의 응급치료 시 신속한 접근을 고려하여 병실유니트별로 각각 배치한다.

- 비음압구역Ⅱ의 주요 진료영역인 간호스테이션은 간호 관찰 및 물품 수급에 유리하도록 배치한다.

- 비음압구역Ⅰ의 의료진 지원영역은 외부 조망 및 환자 가족 상담 동선을 고려하여 배치한다.

(3) 물품영역

- 물품영역은 음압구역 내 지원영역, 전이구역의 출입영역, 비음압구역Ⅱ의 지원영역으로 구분한다.

- 음압구역 내 지원영역은 장비 및 기기 재활용(세척, 소독, 보관)을 위한 물품지원영역과 폐기되는 오물, 오염린넨, 폐기물의 지원영역을 분리하여 배치한다. 재활용 장비 및 기기의 지원영역은 환자 진료영역 인근으로 배치하며, 폐기물품의 지원영역은 폐기물 엘리베이터 인근으로 배치한다.

- 전이구역의 출입영역은 장비 및 배선카트 이동이 원활하며, 구역 이동 시 소독 등의 처리가 가능한 구조로 배치한다.

- 비음압구역Ⅱ의 물품지원영역은 청결물 엘리베이터에서 접근이 용이하며, 간호스테이션 및 준비실 등으로 물품수급이 원활하도록 배치한다.

3.2.3 선별진료소

선별진료소는 감염병 의사 환자(의심 환자, 추정 환자)[2]가 출입 전 진료를 받는 공간으로 안전성을 고려하여 환자와 의료진의 진료영역이 비접촉 투명 격벽으로 분리하여 배치되고, 진료소가 옥내에 설치되며, 환자 수요 급증에 대비하여 환자 이동영역이 캐노피 등으로 구획된 개방공간에서 이루어지는 형태로 제안한다.

선별진료소의 진료절차는 접수 및 발열 검사 → 문진 → 검사(검채 채취 및 필요시 X선 촬영) → 수납 및 필요시 처방의 순서로 진행되며, 해당 절차별로 환자와 의료진의 진료영역이 비접촉 투명 격벽으로 분리되어 평행하게 구성한다. 환자 진료영역은 옥외 환자 이동공간과 면한 실내공간이며, 의료진 진료영역은 음압구역으로 의료진은 비음압영역에서 전이구역의 입갱의실을 통해 보호복 착용 후 음압구역으로 진입하며, 진료 후 출갱의실을 통해 탈의(필요시 샤워) 후 비음압구역으로 퇴출한다

선별진료소의 구역 및 영역별 소요실의 구성은 표 3-3과 같으며, 고려 사항은 다음과 같다.

- 검체 채취는 필수로 설치하며, 객담 채취 및 X-선 촬영 등 부가 검사시설의 설치를 권장한다.
- 화장실을 대상별로 분리하여 배치한다.
- 폐기물은 외부 직접 반출 또는 폐기물 엘리베이터를 통해 반출할 수 있도록 경로를 고려한다.
- 의료진의 전용 휴게 및 소통 공간 등 지원시설의 설치를 권장한다.

---

[2] 감염병의 예방 및 관리에 관한 법률 제2조

표 3-3. 선별진료소 소요실

구분			소요실		필수	권장	비고
구역	영역	대상					
옥외	진료영역	환자	접수/수납		●		
			진찰		●		
			검사	검체채취	●		
				객담채취		●	분리권장
			X-ray			●	설치시 탈의실 고려
			약제창구			○	
	지원영역	환자	화장실			●	대상별 화장실 별도 확보
		물품	폐기물	소독 전 창고	●		외부에서 직접 반출 또는 폐기물 엘리베이터로 수거
				소독 후 창고	●		
전이구역	출입영역	의료진	PPE탈의		●		외래진료부와 연계 가능
			출갱의	탈의	●		
				샤워	●		
				착의	●		
				전실	●		
			입갱의	착의	●		
				전실		●	
		물품	전실			●	
음압구역	진료영역	의료진	접수/수납		●		환자진료영역과 비접촉투명격벽으로 분리된 구조
			진찰		●		
			검사	검체채취	●		
				객담채취		●	
			X-ray			●	
			약제창구			○	
	지원영역		화장실			●	대상별 화장실 별도 확보
			대기실 및 휴게실			●	의료진 휴게 및 소통공간 확보 권장

○ : 필요시 설치

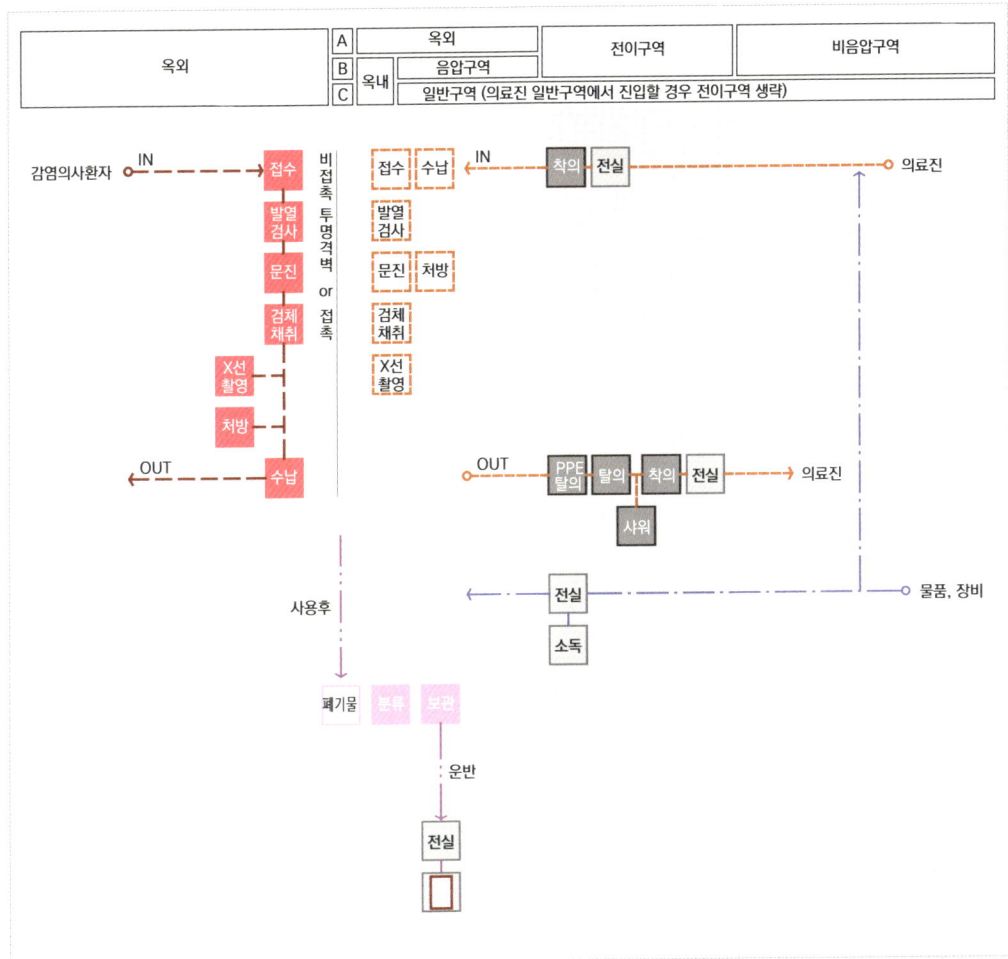

그림 3-9. 공간흐름도-선별진료소

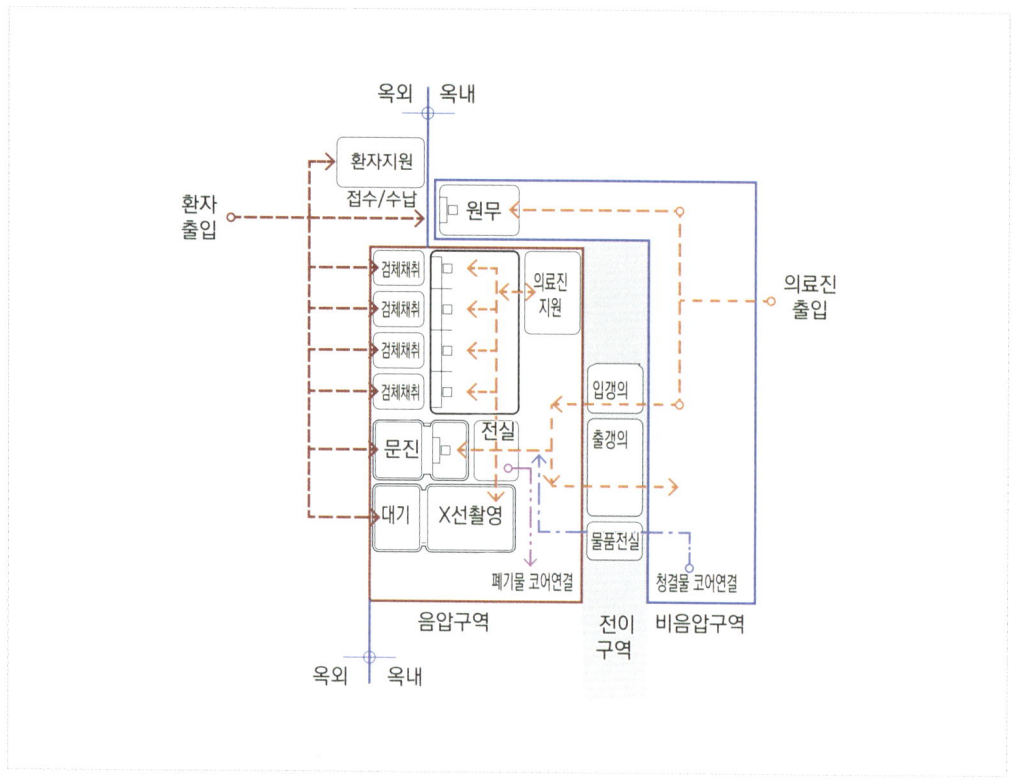

그림 3-10. 선별진료소 공간구성

3.2.4 이송센터

이송센터는 구급차로 중증 감염병 환자를 병원에 이송 후 환자별 필요 부서(감염의뢰, 중환자부, 병동부, 수술부)로 이송하는 부서이다. 구급차의 대기 및 환자 분류를 위한 공간이 확보되어야 하며, 해당 부서로 신속하게 이동할 수 있는 동선 연계가 필수적으로 고려되어야 한다.

이송센터의 구역 및 영역별 소요실의 구성은 표 3-4와 같으며, 고려 사항은 다음과 같다.

- 이송 후 구급대원 및 구급차의 제독을 위한 시설 설치를 권장한다.
- 이송을 지원하는 사무실, 구급대원 화장실, 물품보관을 위한 창고 등의 설치를 권장한다.

표 3-4. 이송센터 소요실

구역	소요실	필수	권장	비고
음압구역	구급차대기소	●		
	접수		●	
	의료진 화장실		●	
전이구역	차량제독실		●	
	구급대원 제독실		●	
비음압구역	사무실		●	
	창고		●	

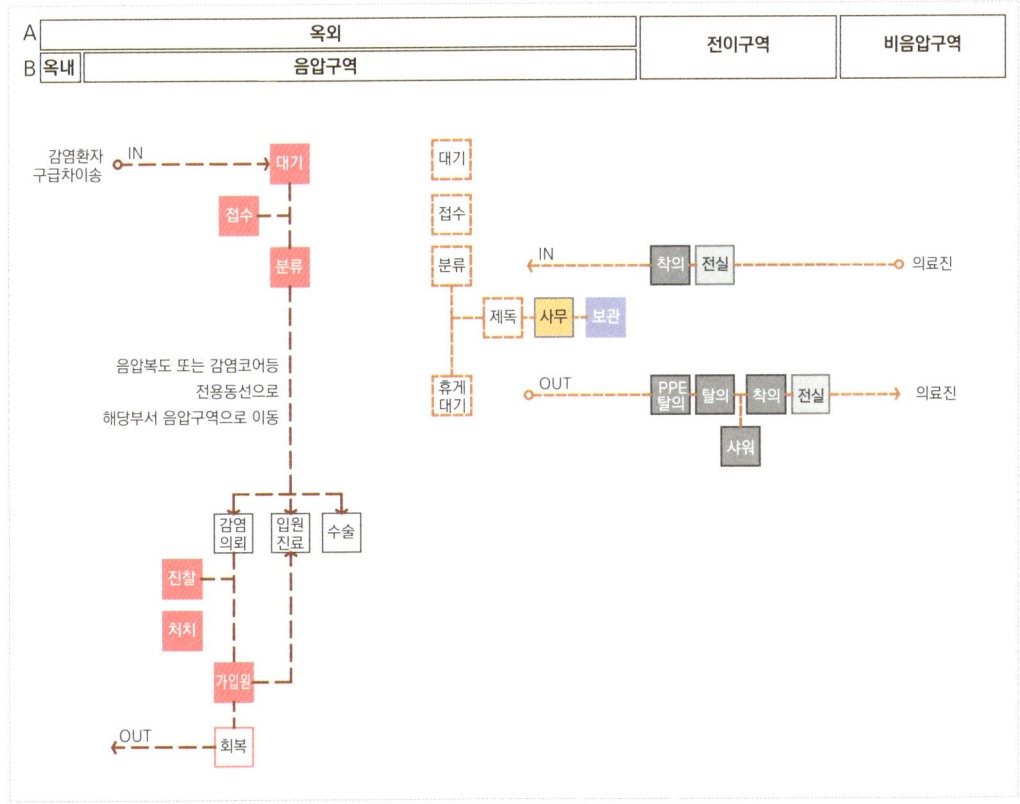

그림 3-11. 공간흐름도-이송센터

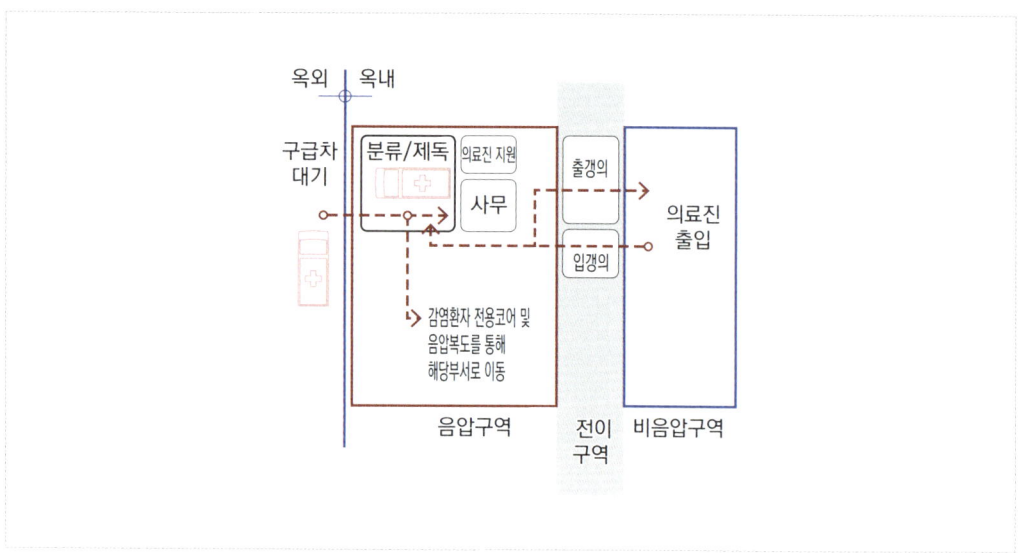

그림 3-12. 이송센터 공간구성

3.2.5 외래진료부

외래진료부는 감염병 확진 환자[3]의 진찰 및 처치, 입원 결정, 처방을 위한 통원진료시설이다. 경증 환자와 중증 및 위중증 환자, 면역 저하 환자의 진료실을 구분하여 설치한다.

1) 구역 및 영역별 소요실의 구성

구역 및 영역별 소요실의 구성은 표 3-5와 같으며, 구역별 고려 사항은 다음과 같다.

(1) 음압구역

- 음압구역은 경증환자의 진찰·처치·검사·진단·처방을 위한 감염병 진료센터와 중증 및 위중증 환자의 응급 진찰·처치·검사·진단·관찰을 위한 감염병 의뢰센터의 환자 진료영역과 진료 후 배출된 오염물 및 폐기물을 처리(분류, 세척, 소독, 보관, 폐기)하기 위한 물품 지원영역 및 환자 화장실 등의 환자 지원영역으로 구성된다.

---

3 감염병의 예방 및 관리에 관한 법률 제 2조

- 음압구역 내 진찰 유니트는 음압전실과 음압진찰·처치(검사)실로 이루어지며, 진료과(감염내과, 호흡기내과 필수, 흉부외과 및 소아과 등 추가 가능)별로 분리하여 설치한다. 가입원 병실 유니트는 음압전실, 음압병실, 환자전용 화장실로 구성되며 2개소 이상 설치한다.

- 감염병 진료센터에는 채혈, 채뇨, 채담 등의 임상병리검사를 위한 시설을 설치하며, 검체채취를 위한 의료진 진료영역과의 연결성을 고려한다.

- 음압구역 내 진료의 효율성을 고려하여 간이 검사실 및 보조 간호스테이션의 배치를 권장한다.

- 환자 전용 화장실 수유실 등 지원시설 설치를 권장한다.

- 음압구역 내 물품처리가 물품별로 완결될 수 있도록 장비, 기기, 오물, 린넨, 폐기물로 구분하여 필요시설 설치를 권장한다.

(2) 전이구역

- 전이구역은 환자, 의료진, 물품의 출입영역으로 구성된다.
- 환자 출입영역은 분류실 및 접수실로 구성된다.

표 3-5. 외래진료부 소요실

구분 구역	영역	대상	소요실		필수	권장	비고
음압구역	진료영역	환자	감염병의뢰센터	진찰	진찰실·처치실	●		
					전실	●		
				가입원	관찰병실	●		
					화장실	●		
					전실	●		
			감염병진료센터	진찰	진찰실·처치실	●		
					전실(대기실)	●		
				검사	채혈	●		
					채뇨	●		
					채담	●		
				처방	약제창구	●		
		의료진	보조간호스테이션			●	
			간이검사실		●		
	지원영역	환자	화장실		●		대상별 화장실 별도 확보, 수유실 등 지원시설 확보 권장
		물품	장비소독/보관실		●		
			기기소독/세척/보관실		●		
			오염린넨실			●	물품별 처리 공간 분리
			오물처리실		●		
			청소도구실		●		
		폐기물처리	소독 전창고		●		
			소독 후창고		●		
전이구역	출입영역	환자	분류실		●		
			접수/수납		●		
		의료진	출갱의	PPE탈의	●	●	PPE탈의 및 소독공간 설치 권장
				탈의	●		
				샤워	●		
				착의	●		착의실과 전실의 구분 설치 권장
				전실	●		
			입갱의	착의	●		
				전실		●	
		물품	전실		●		사용 후 장비 반출 시 소독이 가능한 구조 권장

			간호스테이션	●		
비음압 구역	진료 영역	의료진	준비실	●		
	지원 영역	물품	청결물실	●		
			린넨실	●		
			소모품창고	●		
		의료진	의료진 화장실	●		대상별 화장실 별도 확보
			휴게 및 대기실		●	의료진 휴게 및 소통공간 확보 권장

- 의료진 출입영역은 편의성을 고려하여 출갱의 시 PPE탈의 및 소독을 할 수 있는 실을 별도로 확보하는 것을 권장하며, 입갱의 시 안전성을 고려하여 착의실과 전실을 구분하여 설치할 것을 권장한다.
- 물품 출입영역은 사용 후 장비 반출시 소독이 가능한 구조로 설치를 권장한다.

(3) 비음압구역

- 비음압구역은 감염의뢰센터의 가입원실에 인접한 간호스테이션을 중심으로 한 의료진 진료영역과 물품 및 의료진 지원영역으로 구성된다.
- 멸균을 요하는 의약품 및 의료기기를 구분하여 비치한다.
- 청소도구실은 구역별로 분리하여 설치한다.
- 대상별로 화장실을 구분하여 설치한다.
- 의료진의 전용 휴게 및 소통공간 등 지원시설의 설치를 권장한다.

2) 대상별 행위에 따른 공간흐름

외래진료부의 대상별 행위에 따른 공간흐름도는 그림 3-13과 같다.

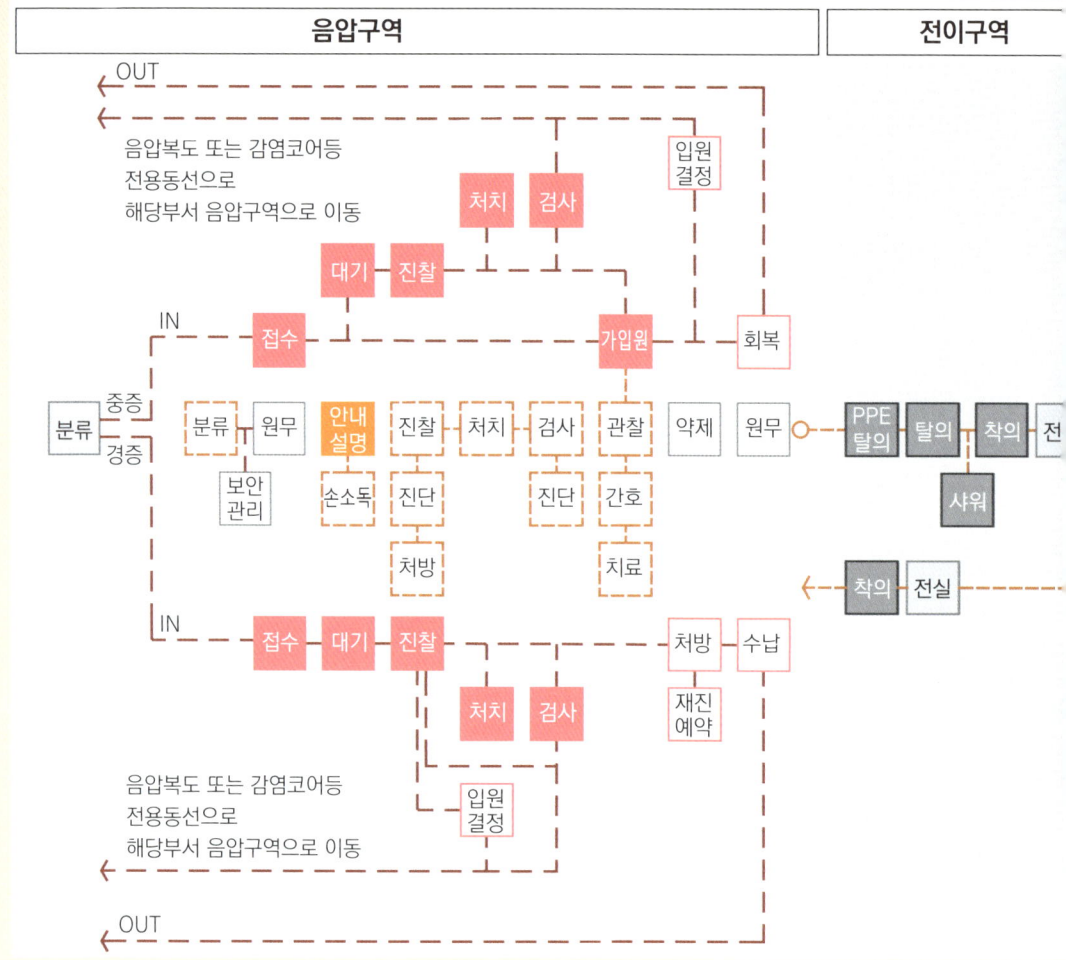

그림 3-13. 외래진료부 환자 및 의료진 동선흐름도

(1) 환자

가. 경증환자 (감염병 진료센터)

분류 및 접수 → 대기 진찰(필요시 처치, 검사) → 처방(필요시 재진 예약) or 입원결정 시는 해당부서로 이동 → 수납 → 퇴원

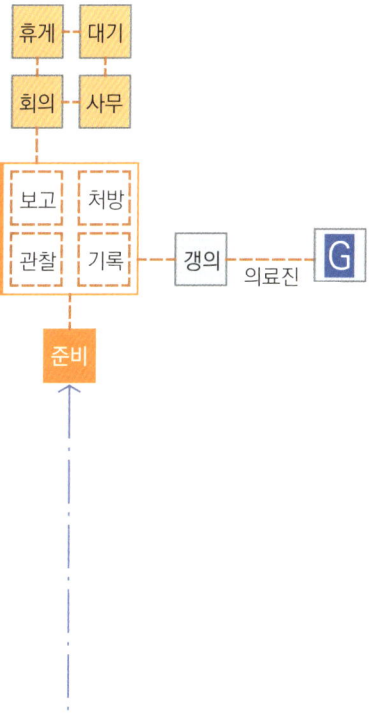

나. 중증환자 (감염병 의뢰센터)

분류 및 접수 → 관찰(가입원_24시간), 진찰(필요시 처치, 검사) → 회복시 퇴원 or 중환시 후속 진료 부서로 이송

(2) 의료진

의료진 전용 엘리베이터 또는 전용 출입구 → 비음압복도 → 필요시 갱의 → 간호스테이션에서 환자 관찰, 기록, 보고, 처방 등의 업무수행, 환자 진료를 위한 준비 → 입갱의(전실, 착의) → 음압복도 → 해당 진료실(분류실, 진찰실, 처치·검사실, 가입원실 등)로 이동 → 물품 처리 → 출갱의(보호복 탈의, 필요시 탈의 및 샤워, 착의, 전실) → 비음압복도 → 간호스테이션 복귀 후 진료 업무 수행 or 휴게, 대기, 회의, 사무 등의 진료지원

해당진료실별 의료진의 세부행위는 다음과 같다.

① 분류실
- 환자분류지침에 따라 환자를 분류하여 해당 진료부서로 이동 안내

② 진찰실, 처치·검사실
- 진료 접수 및 진료 안내 및 설명
- 문진 등의 진찰 및 진단, 처방
- 진찰 결과에 따라 필요한 처치 및 검사 실시
- 진료 후 설명

③ 가입원실
- 전실에서 손소독 후 → 병실에서 간호, 검사, 진단, 치료 등의 진료 수행 → 전실 → 음압복도 → 다른 병실유니트 진입 / 검체검사 / 보조간호스테이션에서 관찰 및 기록 / 물품 처리

④ 기타
- 출입통제를 위한 보안(관리부), 접수/수납(원무부), 약제창구(약제부), 임상병리검사(진단검사의학부) 등 진료 지원

(3) 물품
- 청결물 전용 엘리베이터 → 비음압복도 → 물품별 보관 및 비치(의약품, 멸균물품,

청결물, 린넨, 소모품, 장비) → 의료진 동선(입갱의) 또는 물품전실 → 음압복도 → 음압전실 → 진료실

• 진료실 사용 → 물품별 분류 및 처리(기기:회수 → 세척 → 소독 → 보관, 장비:회수 → 소독 → 보관, 오물:수거 후 오물처리, 오염린넨:수거 → 분류 → 보관, 폐기물:분류 → 소독 → 보관) → 전실 → 폐기물 전용 엘리베이터

3) 공간구성

구역·영역·대상별 영역의 구획 및 대상별 행위에 따른 공간흐름을 기반으로 한 외래진료부의 공간구성은 그림 3-14와 같다.

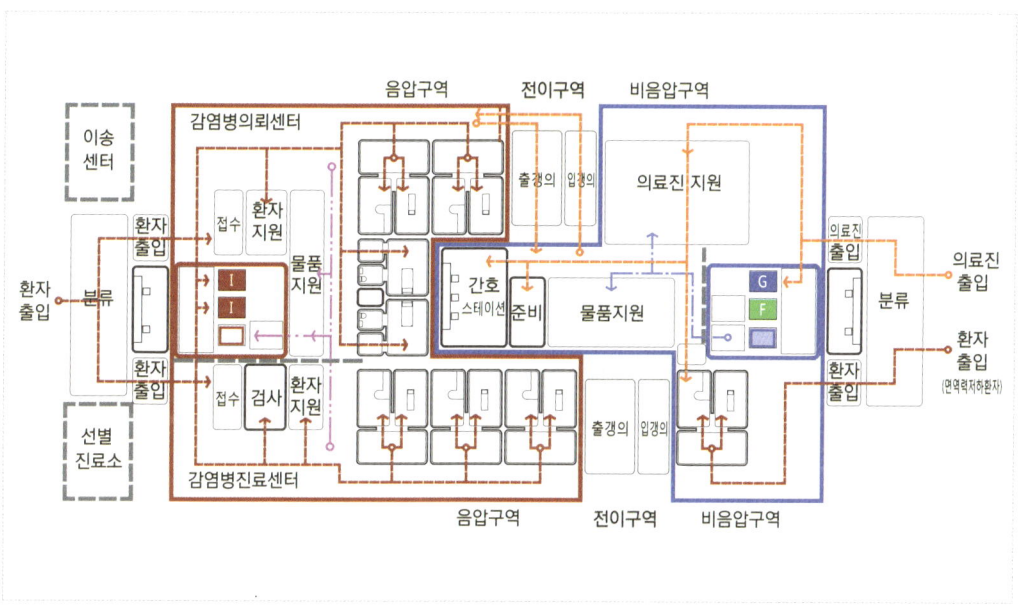

그림 3-14. 외래진료부 공간구성

(1) 환자 영역

• 진찰유니트는 전실, 진찰·처치(검사)실로 구성한다.

• 가입원 병실유니트는 전실, 병실, 환자 전용 화장실로 구성한다.

• 진료실은 환자 안정성을 고려하여 채광 및 외부조망을 확보한다.

- 진료 절차에 따른 길찾기를 고려하여 진입 홀, 검사대기, 진료 대기 등의 이동공간 별로 필요 규모를 확보한다.
- 환자 전용 화장실, 수유실 등 환자 지원시설을 고려한다.
- 가입원실은 간호 관찰성 및 응급 시 신속접근을 고려하여 의료진 진료영역과 인접하며, 시야 연계를 고려한다.

(2) 의료진 영역

- 의료진 영역은 음압구역 내 보조간호스테이션 및 간이검사실의 진료영역, 전이구역의 입·출갱의 출입영역, 비음압구역의 간호스테이션(준비실 포함)의 진료영역과 지원영역의 4개 영역으로 구분한다.
- 음압구역 내 보조 간호스테이션 및 간이검사실은 가입원실에 인접하여 배치한다.
- 입·출갱의실은 접근성을 고려하여 간호스테이션 및 환자 진료영역에 인접하여 배치한다.
- 비음압구역의 주요 진료영역인 간호스테이션은 간호 관찰 및 물품 수급에 유리하도록 배치한다.
- 의료진 지원영역은 외부 조망 등의 환기성을 고려하며, 의료진 전용 동선을 고려하여 배치한다.

(3) 물품영역

- 물품영역은 음압구역 내 지원영역, 전이구역의 출입영역, 비음압구역의 지원영역으로 구분한다.
- 음압구역 내 지원영역은 가입원실에 인접하여 장비 및 기기 재활용(세척, 소독, 보관)을 위한 물품지원영역을 배치하고, 폐기되는 오물, 오염린넨, 폐기물의 지원영역은 폐기물 엘리베이터 인근으로 배치한다.
- 전이구역의 출입영역은 사용 후 반출되는 장비의 소독을 고려하여 배치한다.
- 비음압구역의 물품지원영역은 청결물 엘리베이터에서 접근이 용이하며, 간호스테이션 및 준비실 등으로 물품수급이 원활하도록 배치한다.

3.2.6 수술부

수술부는 환자 신체가 주변 환경에 개방되어 병원체에 노출된 상태의 침습시술[4]이 수행되는 부서로 일반실에 비해 균(오염물질)이 제거된 청정한 공간이 요구된다. 따라서 구역 중 공기청정도의 기준이 나뉘는 부분을 기점으로 비음압구역을 비음압구역Ⅰ(일반구역), 비음압구역Ⅱ(청결구역)로 구분한다. 또한 수술실은 감염환자에게서 발생되는 감염균 및 바이러스의 전파 및 확산을 방지하기 위해 음압환경을 유지해야 한다. 여기에는 수술을 지원하는 마취·수술 준비를 위한 의료진 진료영역과 청결물품 지원영역 또한 포함된다. 수술실에 진입하는 의료진 전실을 기점으로 음압구역Ⅰ과 음압구역Ⅱ를 구분한다.

1) 구역 및 영역별 소요실의 구성

구역 및 영역별 소요실의 구성은 표 3-6과 같으며, 구역별 고려 사항은 다음과 같다.

(1) 음압구역

- 음압구역Ⅱ는 환자 진료영역인 대기실, 수술실(2개소 이상), 회복실과 오염물품의 처리를 위한 물품지원영역으로 구성한다.

- 음압구역Ⅰ은 마취 및 수술준비를 위한 의료진 진료영역과 멸균물품의 보관을 위한 물품 지원영역으로 구성한다.

- 음압구역 내 물품 처리가 물품별로 완결될 수 있도록 장비, 기기, 오물, 린넨, 폐기물로 구분하여 필요시설을 설치한다.

- 폐기물은 부서별 멸균처리를 권장하며, 소독부가 인접한 경우 오염물 이동동선을 고려하여 배치한다.

---

[4] 침습절차(Invaive procedure): 진단 또는 치료 목적으로 피부나 체강을 통해 신체에 들어가는 의학적 개입, 내부 장비나 조직에 접근하기 위해 바늘, 카테터, 내시경과 같은 도구를 사용함. Medical Encyclopedia

(2) 전이구역

- 전이구역은 의료진 및 물품의 출입영역으로 구성된다.
- 수술부는 고도의 청정도가 요구되는 시술실로 일반인의 출입이 통제되며, 출입 시 청결도 유지를 위해 갱의 후 비음압구역Ⅱ로 진입한다. (전이구역Ⅰ)
- 전이구역Ⅱ는 비음압구역Ⅱ에서 음압구역Ⅰ로 진입하는 입갱의실, 음압구역Ⅰ에서 음압구역Ⅱ로 이동하는 의료진 전실, 수술 후 음압구역Ⅱ에서 비음압구역으로 이동하기 위한 출갱의실로 구성한다.
- 출갱의 시 PPE탈의 및 소독을 할 수 있는 실을 별도로 확보하는 것을 권장하며, 입갱의 시 안전성을 고려하여 외과적 손위생(스크럽) 후 음압구역Ⅰ로 진입하도록 한다. 의료진 전실은 수술실별로 구분하여 설치한다. (전이구역Ⅱ)
- 소독부와 직접 연결되어 멸균물품이 청결구역 내에서 이동할 수 있는 구조로 계획한다. 사용 후 반출되는 장비 출입영역은 소독이 가능한 전실의 구조를 갖춘다.

(3) 비음압구역

- 비음압구역은 환자 관찰 및 수술행정 등을 수행하는 간호스테이션이 있는 비음압구역Ⅱ와 의료진 대기, 휴게 등을 위한 의료진 지원영역 및 환자 가족 지원영역이 있는 비음압구역Ⅰ로 구분한다.
- 청소도구실은 구역별로 분리하여 설치한다.
- 대상별로 화장실을 구분하여 설치한다.
- 의료진의 전용 휴게 및 소통공간, 환자가족을 위한 지원시설의 설치를 권장한다. (비음압구역Ⅰ)

표 3-6. 수술부 소요실

구분			소요실		필수	권장	비고
구역	영역	대상					
음압구역 II	진료	환자		대기실		●	
			일반 수술실	수술실	●		
				환자전실	●		
			하이브리드 수술실	수술실	●		
				환자전실	●		
				조종실	●		
				기계실	●		
			회복실		●		
	지원	물품	장비소독/보관실		●		물품별 처리 공간 분리
			기기소독/세척/보관실		●		
			오물처리실		●		
			청소도구실		●		
		폐기물	소독 전 창고		●		부서별 멸균 처리 권장
			소독 후 창고		●		
음압구역 I	진료	의료진	수술준비실		●		
			마취준비실		●		
	지원	물품	멸균물품실		●		
			청소도구실		●		구역별 청소도구실 별도 확보
전이구역 II	출입	의료진	출갱의	PPE탈의	●		
				탈의	●		
				샤워	●		
				착의	●		
				전실	●		
			입갱의	착의	●		손위생(스크럽)시설 설치
			수술실 의료진 전실		●		수술 유니트별로 분리하여 설치
		물품	전실		●		장비 사용 후 반출 시 소독 가능한 구조 권장
비음압구역 II	진료	의료진	간호스테이션		●		회복실 관찰이 가능한 구조 확보
전이구역 I	출입	의료진	갱의실		●		
비음압구역 I	지원	의료진	다목적실			●	의료진 휴게 및 소통공간 확보 권장
		환자가족	상담실			●	중환자부 설치 가능

2) 대상별 행위에 따른 공간흐름

수술부의 대상별 행위에 따른 공간흐름도는 그림 3-15와 같다.

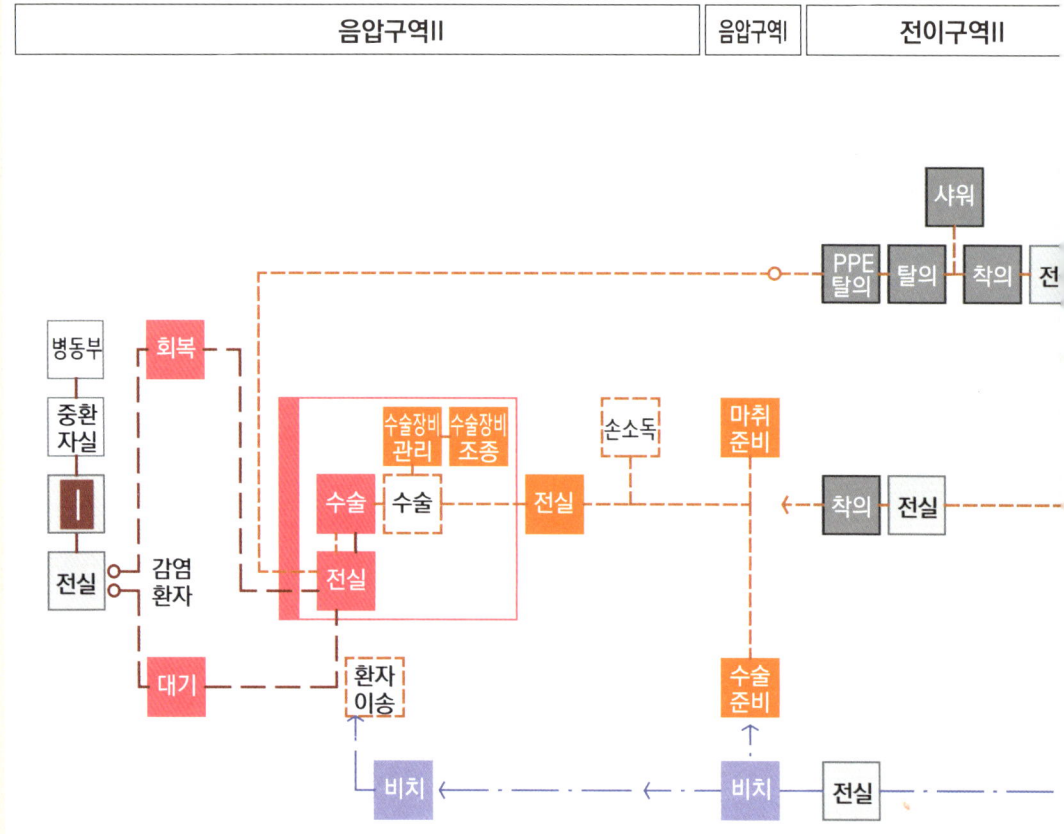

그림 3-15. 수술부 환자 및 의료진 공간흐름도

(1) 환자

- 주요진료절차는 대기 → 수술 → 회복 → 해당 부서로 이동의 순서로 진행한다.
- 환자 전용 엘리베이터 → 전실 → 음압복도 → 대기실
- 대기 후 → 환자전실 → 수술실
- 수술 후 → 환자전실 → 음압복도 → 회복실

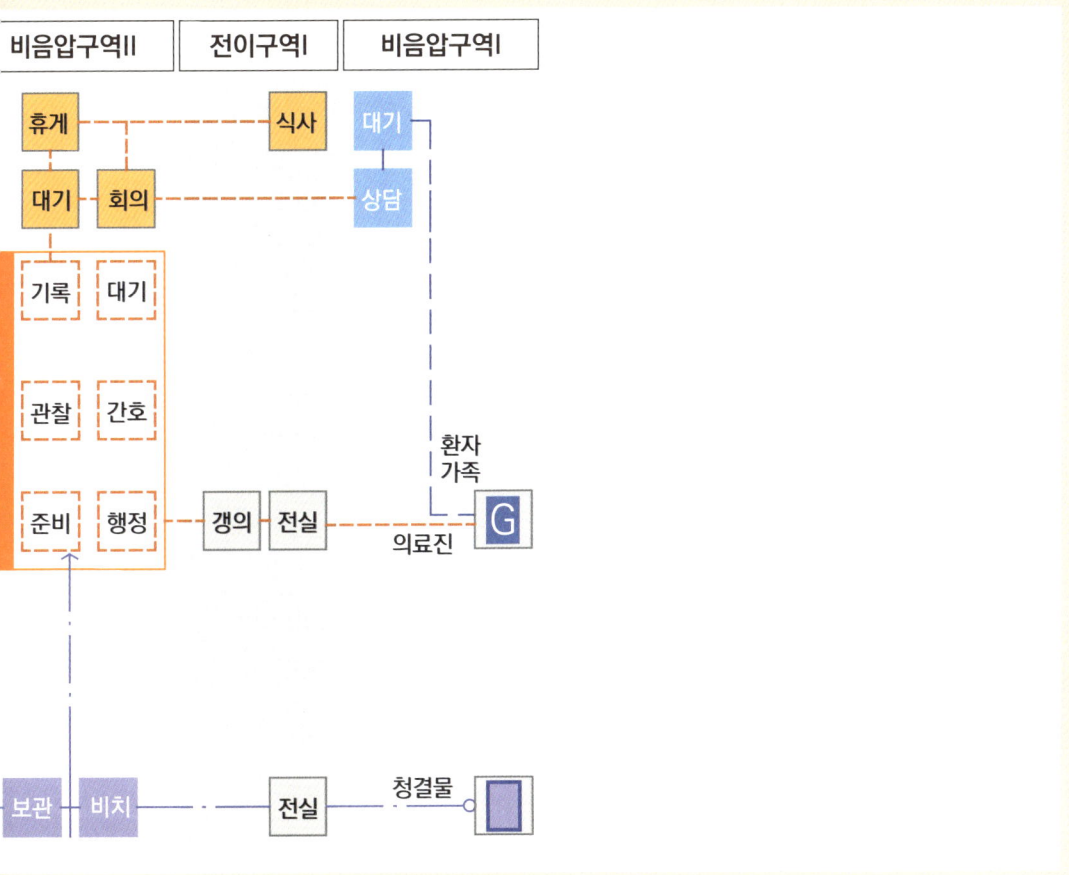

- 회복 후 → 환자전용동선을 통해 해당 부서(중환자부, 병동부 등)로 이송

(2) 의료진

- 의료진 전용 엘리베이터 → 비음압복도 → 전이구역Ⅰ에서 갱의 → 간호스테이션에서 수술 행정, 준비, 환자 간호, 관찰 등의 업무수행 → 입갱의(착의) 및 손소독 → 마취준비, 수술준비 → 의료진 전실 → 수술 → 출갱의(보호복 탈의, 필요시 탈의 및 샤워, 착의, 전실) → 비음압복도 → 간호스테이션 복귀 후 기록 및 보고 or

휴게, 회의, 대기 등의 진료지원 → 갱의 → 비음압구역1 대기 or 환자 가족 상담

(3) 물품

- 청결물 전용 엘리베이터 → 비음압복도 → 전실 → 물품별 보관 및 비치(의약품, 멸균물품, 청결물, 린넨, 소모품, 장비) → 의료진 동선 또는 전실을 통해 수술준비 영역인 음압구역Ⅰ 내에 비치 → 수술상차림(surgery table setting) 후 → 수술실에서 사용

- 사용 후 → 환자전실 → 물품별 분류 및 처리(기기:회수 → 세척 → 소독 → 보관, 장비:회수 → 소독 → 보관, 오물:수거 후 오물처리, 오염린넨:수거 → 분류 → 보관, 폐기물:분류 → 소독 → 보관) → 전실 → 폐기물 전용 엘리베이터

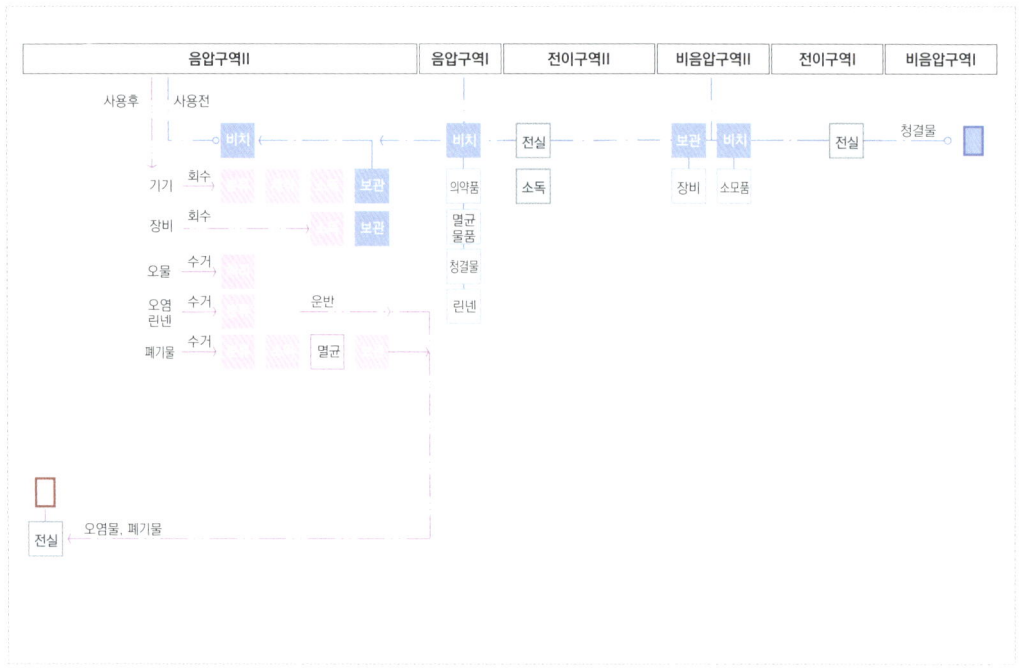

3) 공간구성

구역·영역·대상별 영역의 구획 및 대상별 행위에 따른 공간흐름을 기반으로 한 수술부의 공간구성은 그림 3-16과 같다.

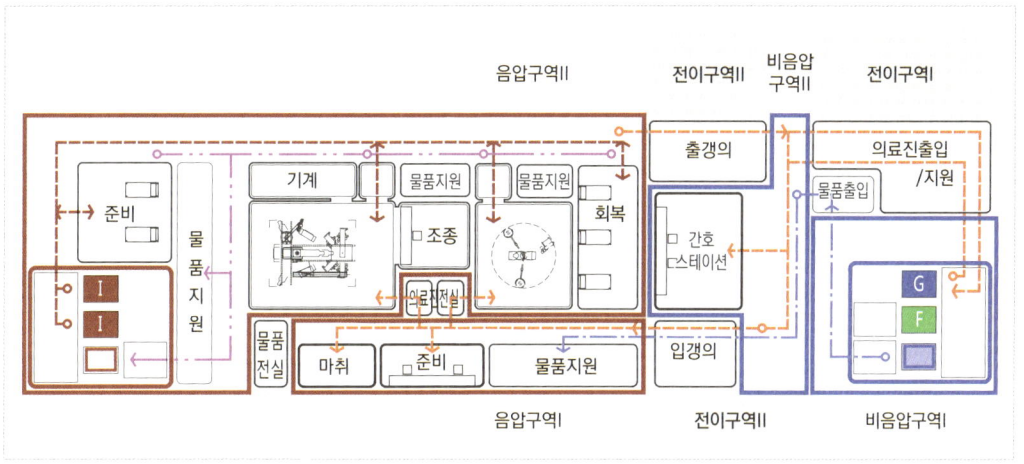

그림 3-16. 수술부 공간구성

(1) 환자 영역

- 대기 → 수술 → 회복 → 해당 부서로 이동하는 진료절차에 따른 환자 이동성을 고려하여 배치한다.
- 일반 수술실 유니트는 환자전실, 수술실로 구성한다.
- 하이브리드 수술실 유니트는 환자전실, 수술실, 조정실, 기계실로 구성한다.

(2) 의료진 영역

- 의료진 영역은 음압구역Ⅰ 내 수술 및 마취준비를 위한 진료영역, 전이구역Ⅱ의 입·출갱의 출입영역, 비음압구역Ⅱ의 간호스테이션의 진료영역, 전이구역Ⅰ의 갱의를 위한 출입영역, 비음압구역Ⅰ의 지원영역의 5개 영역으로 구분한다.
- 음압구역Ⅰ은 수술 준비를 위한 진료영역으로 수술실에 인접하여 배치한다.
- 입갱의실은 외과적 손위생 절차를 수행할 수 있는 구조를 확보하며, 수술실의 공

기제어 성능의 유지를 위해 의료진 전실은 수술실별로 각각 배치한다.

- 간호스테이션은 수술 후 회복 환자의 간호 관찰성을 고려하여 회복실에 인접 배치하며, 시야 연계를 고려한다.
- 비음압구역 I 의 의료진 지원영역은 외부 조망 및 환자 가족 상담 동선을 고려하여 배치한다.

(3) 물품영역

- 물품영역은 음압구역 I 과 음압구역 II 내 지원영역, 전이구역의 출입영역, 비음압구역 II 의 지원영역으로 구분한다.
- 음압구역 II 내 지원영역은 장비 및 기기 재활용(세척, 소독, 보관)을 위한 물품지원영역과 폐기되는 오물, 오염린넨, 폐기물의 지원영역으로 구성된다. 재활용 장비 및 기기의 지원영역은 수술실에 인접하여 배치하며, 폐기물품의 지원영역은 폐기물 엘리베이터에 인접하여 오염물의 이동을 최소화 한다.
- 음압구역 I 내 지원영역은 수술상차림을 위한 의약품, 멸균물품 및 소모품을 보관하는 영역으로 소독부의 청결구역과 직접 연계하여 일반구역이동을 최소화할 수 있는 구조를 권장한다.
- 전이구역의 출입영역은 사용 후 반출되는 장비의 소독 등의 처리가 가능한 구조로 배치한다.
- 비음압구역 II 의 물품지원영역은 청결물 엘리베이터에서 접근이 용이하며, 간호스테이션으로 물품수급이 원활하도록 배치한다.

3.2.7 영상의학부

1) 구역 및 영역별 소요실의 구성

구역 및 영역별 소요실의 구성은 표 3-7과 같으며, 구역별 고려 사항은 다음과 같다.

(1) 음압구역

- 음압구역은 환자 진료영역인 촬영실(X-ray, CT), 촬영 준비 및 대기를 위한 탈의실, 화장실 등 환자 지원영역, 오염린넨 및 폐기물처리 등을 위한 물품 지원영역으로 구분한다.

(2) 전이구역

- 전이구역은 의료진 및 물품의 출입영역으로 구성된다.
- 환자 촬영 준비를 위해 촬영실로 입실하는 의료진 동선을 고려하여 조종실 및 촬영실에 인접하여 입갱의실(착의, 전실)을 설치한다.
- 전이구역 중 의료진 출입영역은 편의성을 고려하여 출갱의 시 PPE탈의 및 소독을 할 수 있는 실을 별도로 확보하는 것을 권장하며, 입갱의 시 안전성을 고려하여 착의실과 전실을 구분하여 설치할 것을 권장한다.

(3) 비음압구역

- 비음압구역은 영상촬영을 위한 조종실, 판독실의 의료진 진료영역과 이를 지원하는 사무, 회의, 갱의를 위한 의료진 진료영역으로 구분한다.
- 영상 촬영을 위한 조종실은 촬영실과 인접하여 배치하며, 환자 촬영 준비 등을 위한 접근성을 고려하여 배치한다.
- 의료진의 전용 휴게 및 소통공간 등 지원시설의 설치를 권장한다.

2) 대상별 행위에 따른 공간흐름

영상의학부의 대상별 행위에 따른 공간흐름도는 그림 3-17과 같다.

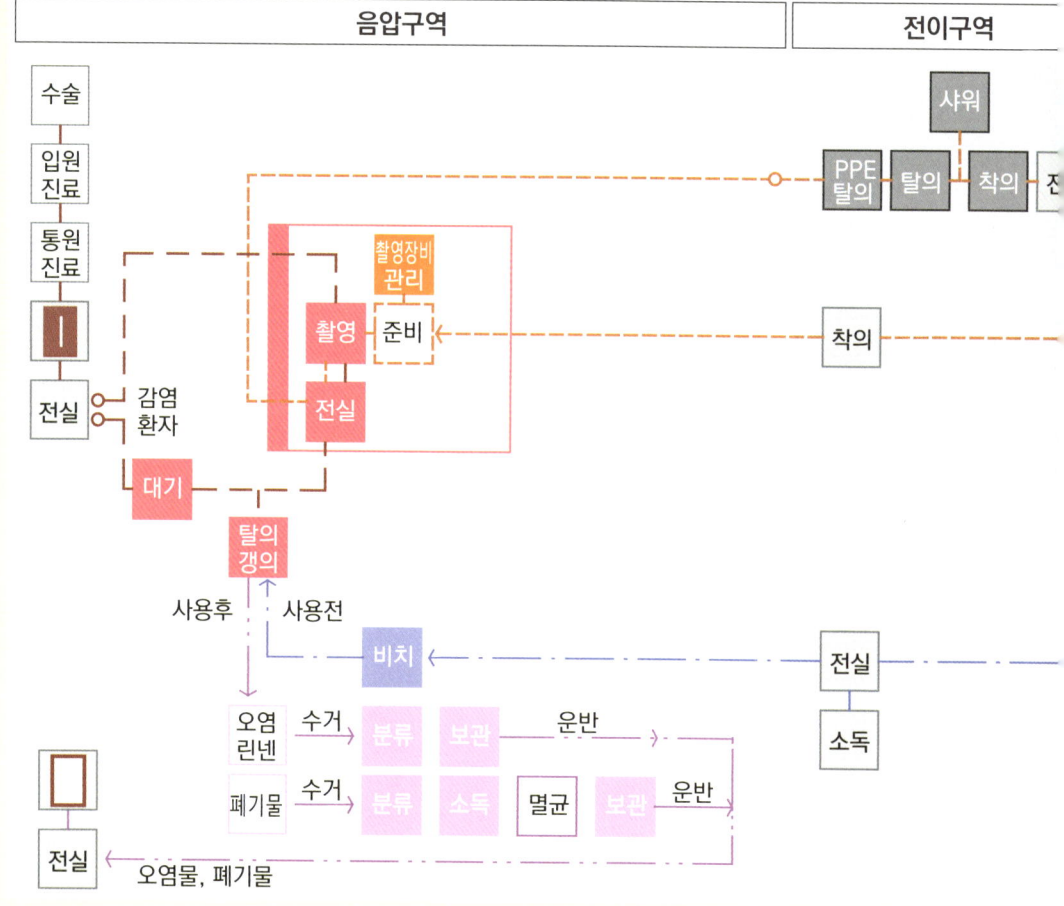

그림 3-17. 공간흐름도-영상의학부

(1) 환자

- 환자 전용 엘리베이터 → 음압복도 → (필요시 대기 및 접수, 탈의 및 갱의) → 음압전실 → 촬영실
- 촬영 후 → (필요시 갱의) → 환자 전용 동선을 통해 해당 부서로 이동하거나 퇴원

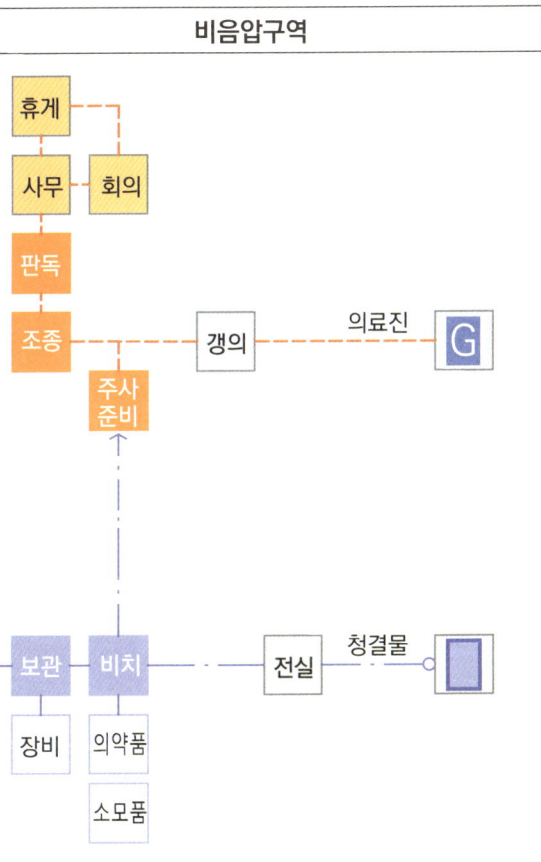

(2) 의료진

- 의료진 전용 엘리베이터 → 비음압복도 → 갱의 → 조종실에서 촬영준비 및 촬영 → 입갱의(전실, 착의) → 촬영실에서 환자 촬영 준비 또는 촬영장비 관리 → 환자 전실 → 음압복도 → 물품 비치 또는 폐기물 처리 → 출갱의(보호복 탈의, 필요시 탈의 및 샤워, 착의, 전실) → 비음압복도 → 조종실 복귀 후 판독 등 진료 수행 or 휴게, 회의, 사무 등의 진료 지원

(3) 물품

- 청결물 전용 엘리베이터 → 비음압복도 → 물품별 보관 및 비치(의약품, 린넨, 소모품) → 의료진 동선(입갱의) → 촬영실 또는 환자지원영역에 비치
- 촬영실 또는 환자 지원영역에서 사용 후 → 물품별 분류 및 처리(오염린넨:수거 → 분류 → 보관, 폐기물:분류 → 소독 → 보관) → 전실 → 폐기물 전용 엘리베이터

표 3-7. 영상의학부 영역별 소요실

구분			소요실	필수	권장	비고
구역	영역	대상				
음압구역	진료영역	환자	X-ray	●		
			CT	●		
			예비실		●	초음파실등 향후 추가 설치 고려
	지원영역	환자	탈의실/화장실		●	환자 지원시설 확보 권장
		물품	오염린넨		●	
			청소도구실		●	구역별 청소 도구실 별도 확보
			폐기물 처리·보관실		●	오염린넨등 처리공간 확보 권장
전이구역	출입영역	의료진	PPE탈의		●	PPE탈의 및 소독공간 설치 권장 착의실과 전실의 구분 설치 권장
			탈의	●		
			샤워	○		
			착의	●		
			전실		●	
			착의	●		
			전실		●	
		물품	전실	●		장비 사용 후 반출 시 소독 가능한 구조 권장
비음압구역	진료영역	의료진	조종실	●		
			판독실	●		
비음압구역	지원영역	의료진	사무실	●		의료진 휴게 및 소통공간 확보 권장
			회의실		●	
			창고		●	
			갱의실	●		

○:필요시 설치

3) 공간구성

구역·영역·대상별 영역의 구획 및 대상별 행위에 따른 공간흐름을 기반으로 한 영상의학부의 공간구성은 그림 3-18과 같다.

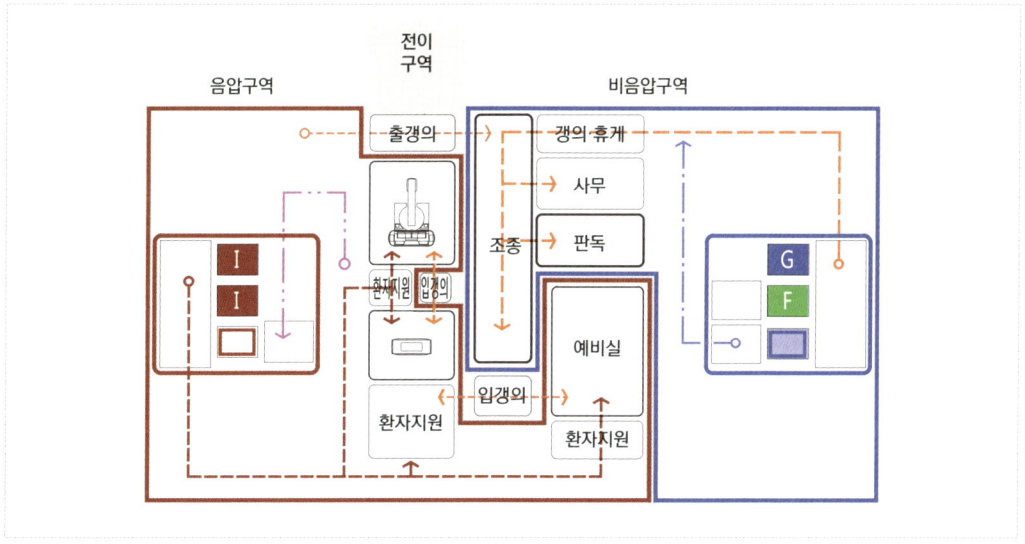

그림 3-18. 영상의학부 공간구성

(1) 환자 영역

- 타부서에서 이동한 환자 안내 및 대기를 위한 공간을 설치한다.
- 촬영 전·후 탈의, 화장실 등의 환자지원시설을 설치한다.

(2) 의료진 영역

- 의료진 영역은 전이구역의 입·출갱의 출입영역, 비음압구역의 조종실 및 판독실의 진료영역과 지원영역의 3개 영역으로 구분한다.
- 조종실은 촬영실과의 시야연계, 접근성을 고려하며, 판독실 및 의료진 지원시설과 인접하여 배치한다.
- 의료진 지원영역은 외부 조망 등을 고려하여 배치한다.

(3) 물품영역

- 물품영역은 음압구역 내 지원영역, 전이구역의 출입영역으로 구분한다.
- 음압구역 내 물품 지원영역은 청결린넨 비치 및 오염린넨의 수거, 폐기물처리 및 보관을 위한 시설을 설치한다.
- 전이구역의 물품 출입영역은 장비 소독 등의 처리가 가능한 구조로 배치한다.

3.2.8 진단검사의학부

1) 구역 및 영역별 소요실의 구성

구역 및 영역별 소요실의 구성은 표 3-8과 같으며, 구역별 고려 사항은 다음과 같다.

(1) 음압구역

- 음압구역은 BSL3에 해당하는 미생물과 바이러스 검사실인 의료진 진료영역과 검사실을 지원하는 물품지원영역, 검사실에서 발생한 폐기물 처리를 위한 물품 지원영역으로 구분한다.

(2) 전이구역

- 전이구역은 의료진 및 물품의 출입영역으로 구성한다.
- 전이구역 중 의료진 출입영역은 편의성을 고려하여 출갱의 시 PPE탈의 및 소독을 할 수 있는 실을 별도로 확보하는 것을 권장하며, 입갱의 시 안전성을 고려하여 착의실과 전실을 구분하여 설치할 것을 권장한다.
- 음압구역을 통해 이동한 검체의 접수를 위한 전실을 설치한다.
- 물품전실은 사용 후 반출되는 장비의 소독을 고려하여 설치한다.

(3) 비음압구역

- 비음압구역은 BSL2에 해당하는 일반검사실과 판독실을 중심으로 한 의료진 진료

영역과 이를 지원하는 물품지원영역, 의료진 지원영역으로 구성한다.
- 검체보관, 시약창고, 소모품 창고는 실험실 규모에 따라 필요시 물품별로 구분하여 설치한다.
- 의료진의 전용 휴게 및 소통공간 등 지원시설의 설치를 권장한다.

표 3-8. 진단검사의학부 영역별 소요실

구분 구역	영역	대상	소요실	필수	권장	비고
음압구역 BSL3	검사영역	의료진	미생물 검사실	●		
			바이러스 검사실	●		
		물품	검체 보관/전처리실		○	
			창고		○	
	지원영역	물품	폐기물 처리 / 소독 전 창고	●		
			소독 후 창고	●		
전이구역	출입영역	의료진	출갱의 / PPE탈의		●	PPE탈의 및 소독공간 설치 권장 착의실과 전실의 구분 설치 권장
			탈의	●		
			샤워	●		
			착의	●		
			전실		●	
			입갱의 / 착의	●		
			전실		●	
		물품	전실	●		장비 사용 후 반출 시 소독 가능한 구조 권장
			검체 접수 전실	●		검체 반입 경로 고려
비음압구역 BSL2	진료영역	의료진	접수	●		
			준비실		●	
			일반검사실	●		
			판독실	●		
	지원영역	물품	검체보관		●	물품별 공간 분리 권장
			시약창고 (실온/냉장/냉동)		●	
			소모품창고		●	
		의료진	갱의실	●		
			화장실	●		
			휴게실		●	의료진 휴게 및 소통공간 확보 권장

○: 필요시 설치

2) 대상별 행위에 따른 공간흐름

진단검사의학부의 대상별 행위에 따른 공간흐름도는 그림 3-19와 같다.

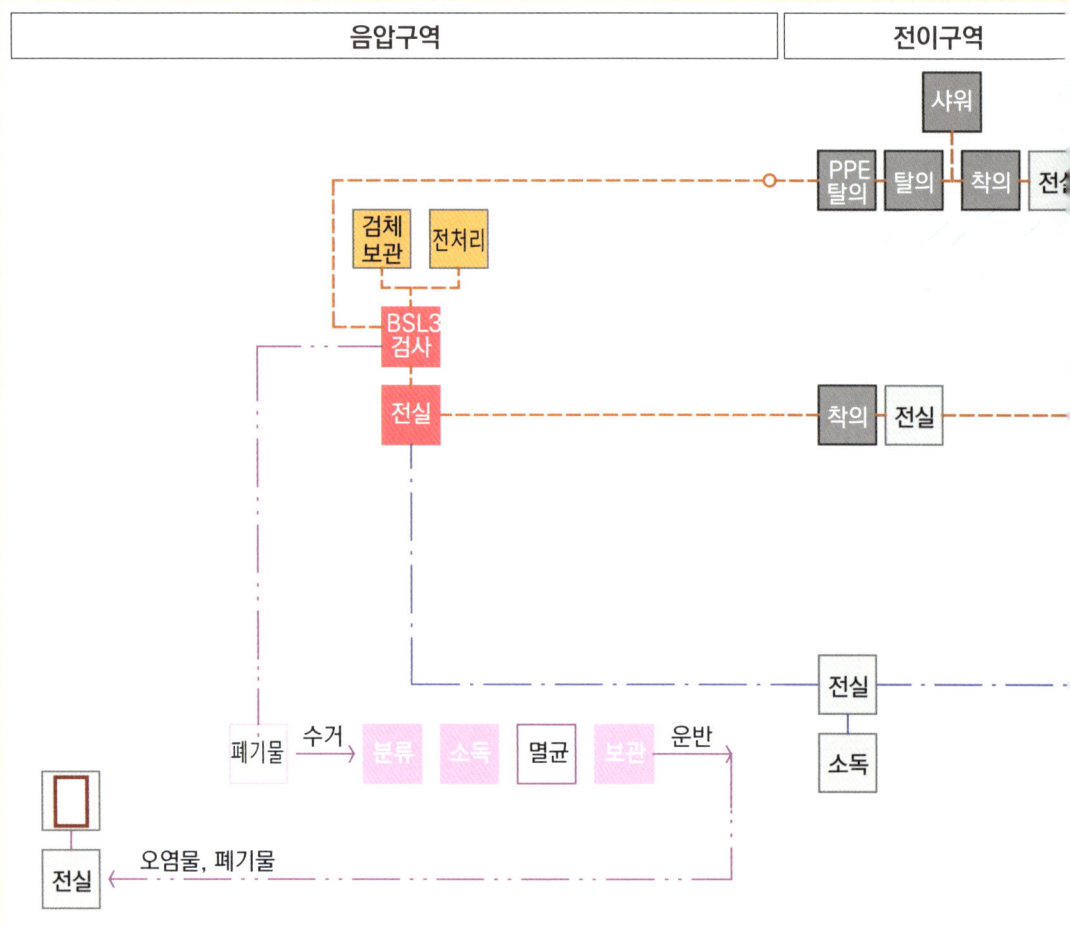

그림 3-19. 공간흐름도-진단검사의학부

(1) 검체

- 검체는 감염성물질안전수송지침에 따른 포장 후 지정된 의료진에 의해 이송된다.
- 가급적 전용동선에 의해 이동하는 것을 권장한다.

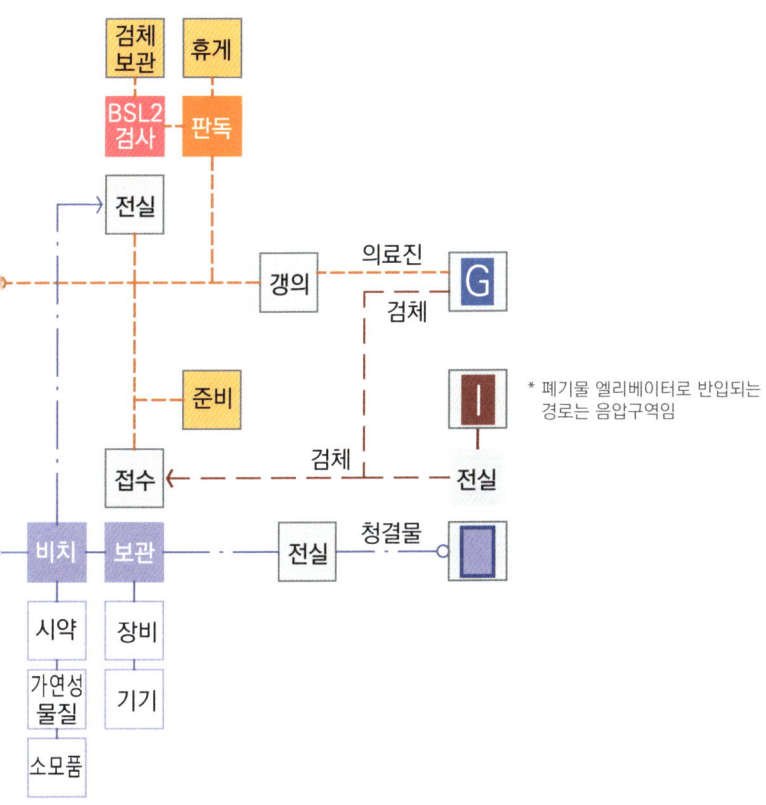

(2) 의료진

- 의료진 전용 엘리베이터 → 비음압복도 → 갱의 → 전실 → BSL2 일반검사실 → 입갱의(전실, 착의) → 음압복도 → BSL3 검사실 → 물품 비치 또는 폐기물 처리 → 출갱의(보호복 탈의, 필요시 탈의 및 샤워, 착의, 전실) → 비음압복도 → BSL2 일반검사실 복귀 후 판독 등 진료 수행 or 휴게 등의 지원

(3) 물품

- 청결물 전용 엘리베이터 → 비음압복도 → 물품별 보관 및 비치(장비, 기기, 시약, 소모품) → 의료진 동선(입갱의) 또는 물품 전실 → 음압복도 → BSL3 검사실
- BSL3 검사실에서 발생한 폐기물은 실험실에서 멸균처리 → 분류 → 소독 후 → 보관 → 전실 → 폐기물 전용 엘리베이터

3) 공간구성

구역·영역·대상별 영역의 구획 및 대상별 행위에 따른 공간흐름을 기반으로 한 진단검사의학부의 공간구성은 그림 3-20과 같다

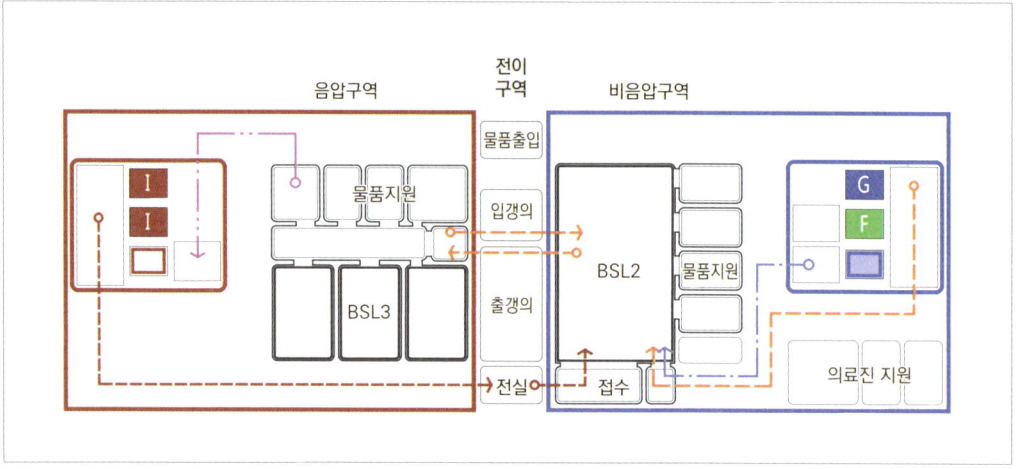

그림 3-20. 진단검사의학부 공간구성

3.2.9 해부병리검사부

1) 구역 및 영역별 소요실의 구성

구역 및 영역별 소요실의 구성은 표 3-9와 같으며, 구역별 고려 사항은 다음과 같다.

(1) 음압구역

- 음압구역은 BSL3에 해당하는 부검실인 의료진 진료영역과 검사실을 지원하는 물품지원영역, 검사실에서 발생한 폐기물 처리를 위한 물품 지원영역으로 구분한다.

(2) 전이구역

- 전이구역의 의료진 출입영역은 편의성을 고려하여 출갱의 시 PPE탈의 및 소독을 할 수 있는 실을 별도로 확보하는 것을 권장하며, 입갱의 시 안전성을 고려하여 착의실과 전실을 구분하여 설치할 것을 권장한다.

(3) 비음압구역

- 가족대기실은 비음압구역에 설치하며, 안치실과 인접하여 설치를 권장한다.

표 3-9. 해부병리검사부 영역별 소요실

구역	구역-영역	대상	소요실		필수	권장	비고
음압구역	진료영역	의료진	사체 소독실(전실)		●		
			부검실		●		
			육안검사			○	
	지원영역	물품	안치실		●		
			창고			●	물품별 공간 분리
			오염창고		●		
		폐기물 처리	소독 전 창고		●		
			소독 후 창고		●		
전이구역	출입영역	의료진	출갱의	PPE탈의		●	PPE탈의 및 소독공간 설치 권장 착의실과 전실의 구분 설치 권장
				탈의	●		
				샤워	●		
				착의	●		
				전실		●	
			입갱의	착의	●		
				전실		●	
일반구역	지원영역	환자가족	가족대기실			●	안치실과 면하여 설치

○:필요시 설치

2) 대상별 행위에 따른 공간흐름

해부병리검사부의 대상별 행위에 따른 공간흐름도는 그림 3-21과 같다.

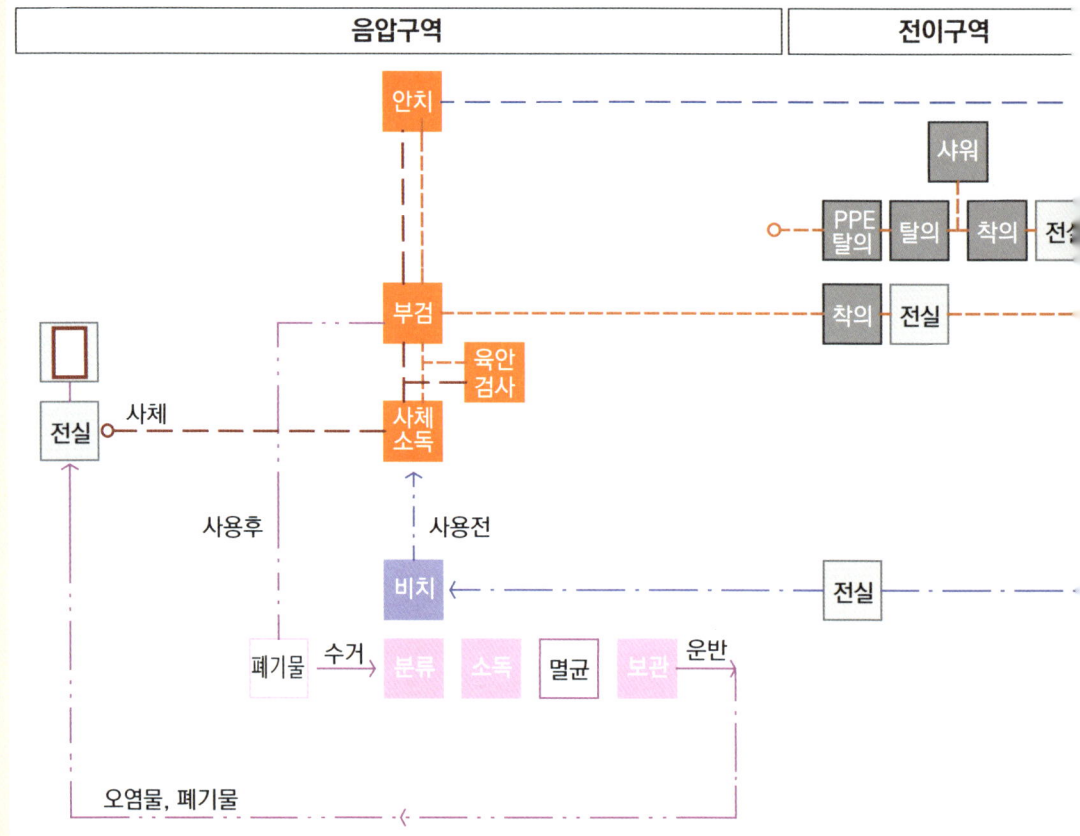

그림 3-21. 공간흐름도-해부병리검사부

(1) 사체

- 사체는 폐기물 엘리베이터를 통해 이송되어 전실 → 음압복도 → 사체 소독(전실) 후 → 부검실에서 부검 후 → 안치실로 이동한다.

(2) 의료진

- 의료진 전용 엘리베이터 → 비음압복도 → 입갱의(전실, 착의) → 부검실 부검 후 → 폐기물 처리 → 출갱의(보호복 탈의, 필요시 탈의 및 샤워, 착의, 전실) → 비음압복도 → 퇴출

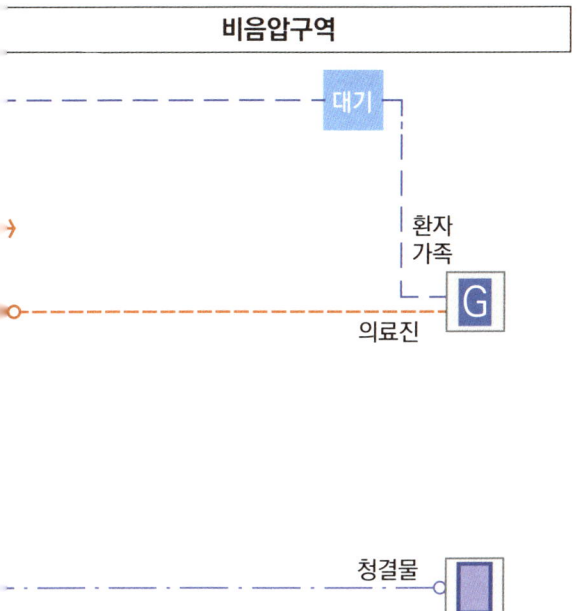

(3) 물품

- 청결물 전용 엘리베이터 → 비음압복도 → 물품 전실 → 음압복도 → 부검실 비치
- 부검실에서 발생한 폐기물 → 분류 → 소독 후 → 보관 → 전실 → 폐기물 전용 엘리베이터

3) 공간구성

구역·영역·대상별 영역의 구획 및 대상별 행위에 따른 공간흐름을 기반으로 한 해부병리검사부의 공간구성은 그림 3-22와 같다.

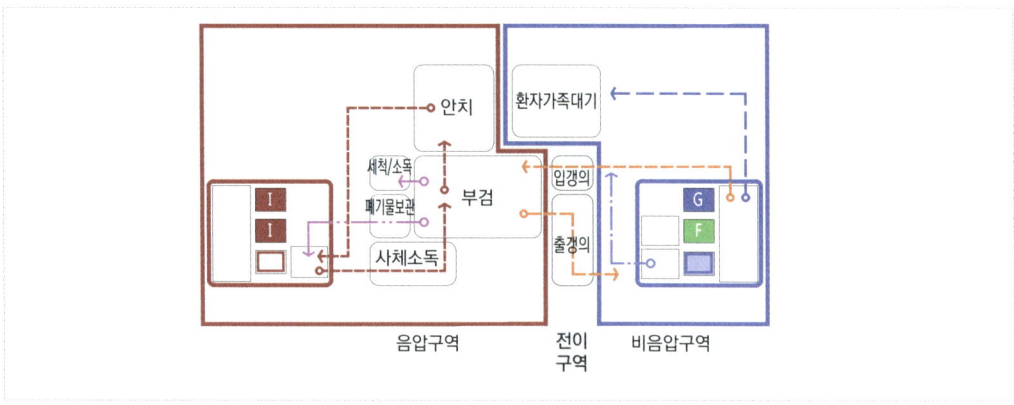

그림 3-22. 해부병리검사부 공간구성

3.2.10 중앙공급부

1) 구역 및 영역별 소요실의 구성

구역 및 영역별 소요실의 구성은 표 3-10과 같으며, 구역별 고려 사항은 다음과 같다.

(1) 음압구역

- 음압구역은 각 부서에서 소독처리 한 폐기물을 수거하여 보관하는 소독 전 창고로 구성된다.

(2) 전이구역

- 전이구역은 수거된 폐기물을 멸균처리하는 영역과 음압구역에서 비음압구역으로 이동하는 의료진 출입영역으로 구성된다. 출갱의 시 PPE탈의 및 소독을 할 수 있는 실을 별도로 확보하는 것을 권장하며, 입갱의 시 안전성을 고려하여 착의실과

전실을 구분하여 설치할 것을 권장한다.

(3) 비음압구역

- 비음압구역은 폐기물 멸균처리 후 보관하는 폐기물 처리영역, 오염·청결 하역영역, 물품보관영역과 의료진 지원영역으로 구성한다.
- 물품 보관 영역 중 멸균물품은 외부에서 감염원이 침입하지 못하도록 양압을 유지하도록 한다.
- 의료진의 휴게 등 지원공간 설치를 권장한다.

표 3-10. 중앙공급부 소요실

구역·영역		소요실		필수	권장	비고
음압구역	폐기물 처리	소독 전 창고		●		각 부서에서 소독 처리한 후 수거된 폐기물
		멸균기통과		●		각 부서에서 멸균처리 시 전실을 통해 이동
전이구역	의료진 출입	출갱의	PPE탈의		●	PPE탈의 및 소독공간 설치 권장 착의실과 전실의 구분설치 권장
			탈의	●		
			샤워	●		
			착의	●		
			전실	●		
		입갱의	착의	●		
			전실	●		
비음압구역	폐기물 처리	소독 후 창고		●		멸균기를 통과한 폐기물의 보관공간
	보관	중앙창고	멸균물품	●		양압 유지
			청결물품	●		물품별 분리를 권장
			린넨	●		
			소모품	●		
	하역	오염하역장		●		
		청결하역장		●		
	의료진 지원	사무실		●		
		휴게실			●	의료진 휴게 및 소통공간 확보 권장
		갱의실		●		전용 화장실 포함

2) 대상별 행위에 따른 공간흐름

중앙공급부의 대상별 행위에 따른 공간흐름도는 그림 3-23과 같다.

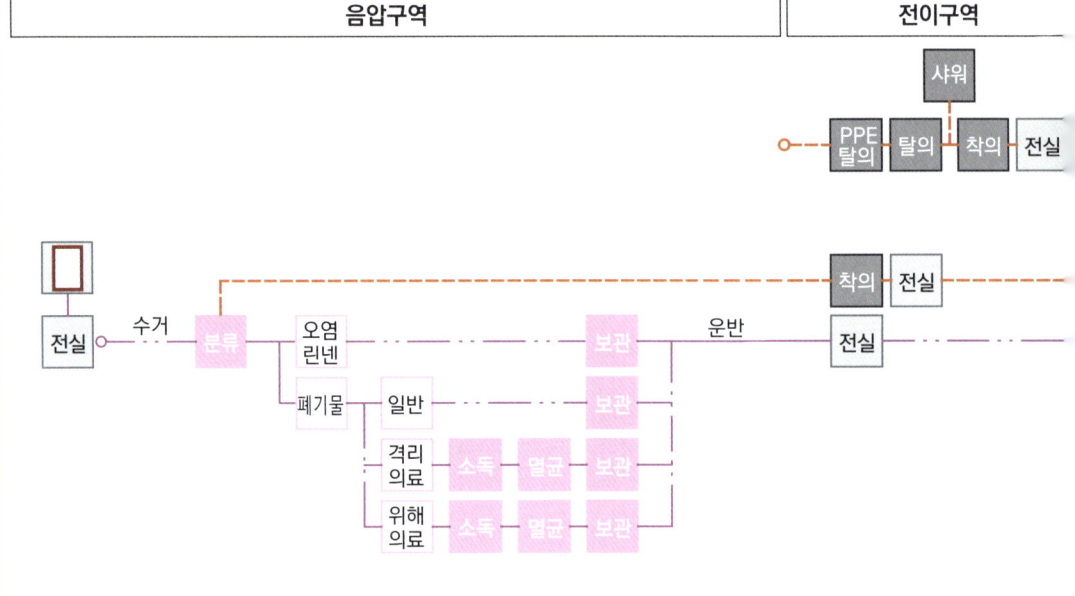

그림 3-23. 공간흐름도-공급부

(1) 물품

- 폐기물 : 폐기물 엘리베이터 → 전실 → 음압복도 → 분류(오염린넨, 폐기물) → 멸균 → 전실 → 비음압복도 → 보관 → 오염하역장을 통해 외부로 이동

- 청결물, 린넨, 소모품 : 청결하역장을 통해 반입 → 중앙창고에 물품별로 보관 → 청결물 전용 엘리베이터 → 해당 부서로 이동

- 음식물 : 청결 하역장을 통해 반입 → 배선 엘리베이터 → 해당 부서로 이동

비음압구역

(2) 의료진

- 의료진 전용 엘리베이터 → 비음압복도 → 갱의, 사무, 휴게 → 입갱의(전실, 착의) → 폐기물 처리 → 출갱의(보호복 탈의, 필요시 탈의 및 샤워, 착의, 전실) → 비음압복도 → 지원영역으로 복귀

3) 공간구성

구역·영역·대상별 영역의 구획 및 대상별 행위에 따른 공간흐름을 기반으로 한 중앙공급부의 공간구성은 그림 3-24과 같다.

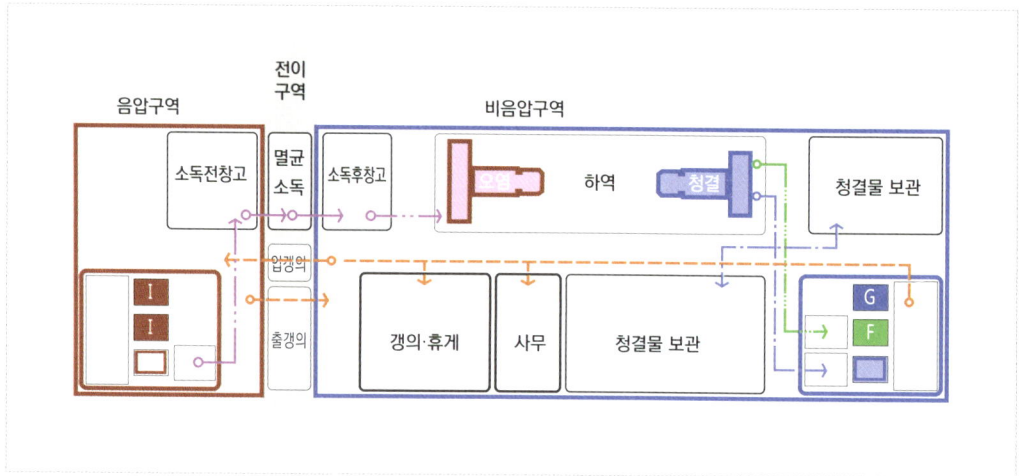

그림 3-24. 중앙공급부 공간구성

3.2.11 소독부

1) 구역 및 영역별 소요실의 구성

구역 및 영역별 소요실의 구성은 표 3-11과 같으며, 구역별 고려 사항은 다음과 같다.

(1) 음압구역

- 음압구역은 각 부서에서 수집된 오염물의 접수·세척, 조립·포장 영역으로 구성한다.

(2) 전이구역

- 전이구역은 물품별 소독영역과 구역을 이동하는 의료진의 출입영역으로 구성된다.

(3) 비음압구역

- 비음압구역은 멸균물품을 보관하는 비음압구역Ⅱ(양압구역)과 의료진 지원영역인 비음압구역Ⅰ로 구분한다.

표 3-11. 소독부 영역별 소요실

구역		소요실		필수	권장	비고
음압구역	오염구역	전실		●		
		접수실		●		
		세척실		●		
	준청결구역	조립·포장실		●		
	물품소독	스팀멸균		●		
		EO가스멸균		●		
		플라즈마멸균			○	
전이구역	의료진출입	출갱의	PPE탈의	◎		
			탈의	◎		
			샤워	◎		
			착의	◎		
			전실	◎		
		입갱의	착의	◎		
			전실	◎		
비음압구역	청결구역(양압)	보관실		●		
		반출실		●		
비음압구역		창고			○	
		사무실			●	

◎:제안사항, ○:필요시 설치

2) 대상별 행위에 따른 공간흐름

소독부의 대상별 행위에 따른 공간흐름도는 그림 3-25와 같다.

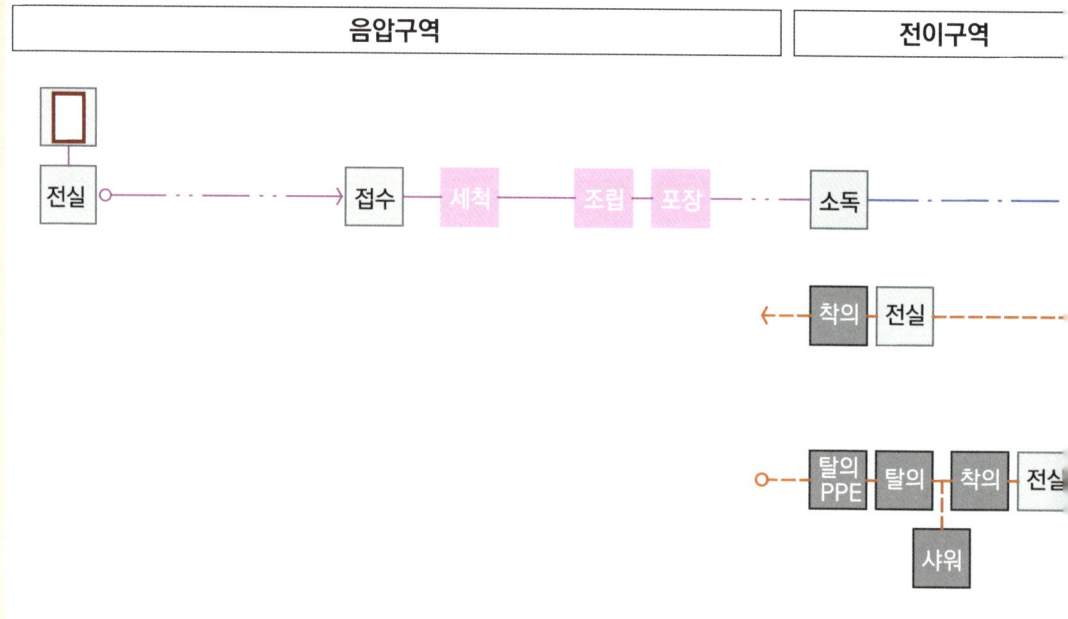

그림 3-25. 공간흐름도-소독부

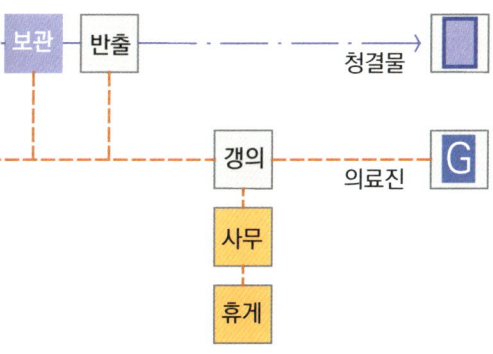

(1) 물품

- 오염물품은 폐기물코어를 통해 이동하여 음압구역 내에서 접수 → 세척 → 조립·포장 후 물품별로 소독되어 비음압구역에서 보관·반출되며 청결물코어를 통해 해당 부서로 이동

(2) 의료진

- 의료진 전용 엘리베이터 → 비음압복도 → 갱의, 사무, 휴게 → 입갱의(전실, 착의) → 음압구역 내 물품 소독 업무 수행 → 출갱의(보호복 탈의, 필요시 탈의 및 샤워, 착의, 전실) → 비음압복도 → 지원영역으로 복귀

3) 공간구성

구역·영역·대상별 영역의 구획 및 대상별 행위에 따른 공간흐름을 기반으로 한 소독부의 공간구성은 그림 3-26과 같다.

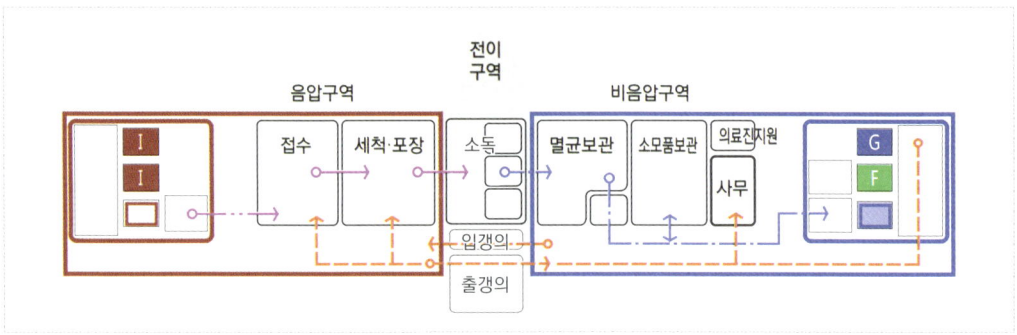

그림 3-26. 소독부 공간구성

3.2.12 소결

위기시 감염병전문병원을 독립적으로 운영하기 위한 필수부서를 중심으로 부서별 공간구성을 제안하였다. 공간구성은 구역 및 영역별 소요실, 대상별 공간흐름, 공간구성의 체계로 제안하였다. 감염병전문병원 건축계획시 고려해야하는 구성인자인 안전성, 효율성, 안정성을 중심으로 부서별 계획을 종합하면 다음과 같다.

(1) 안전성

안전성은 분리성(공간분리, 동선분리)과 완결성으로, 구역, 영역, 대상별 공간구획, 대상별 동선 분리 및 교차오염 방지, 공간구획 별 독립 운영 및 작업 완결성을 확보하는 것이다. 구역계획은 공기압의 차이에 따라 음압구역과 비음압구역으로 분리되며, 구역 내 청결도에 따라 청결구역, 일반구역으로 세분화된다.

이러한 구역의 체계가 세분화되는 주요부서의 구역·영역·대상에 따른 공간분리 및 동선분리, 공간구획별 작업 완결성을 위한 공간구성 개념을 비교하여 정리한 것이 그림3-27이다.

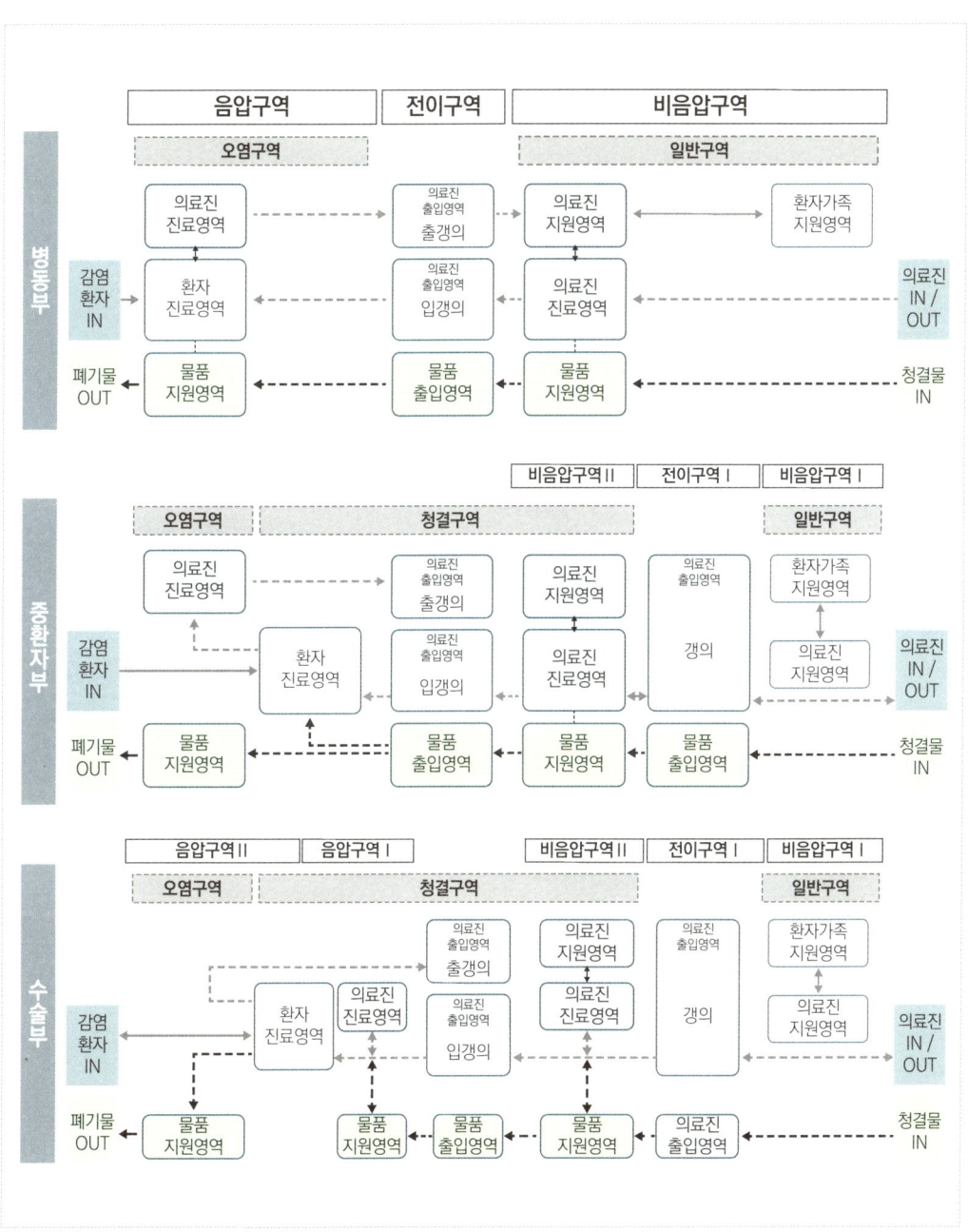

그림 3-27. 주요 부서 구역·영역·대상별 공간구성 개념도

표 3-12. 감염병전문병원의 진료부문 평균 구역 비율

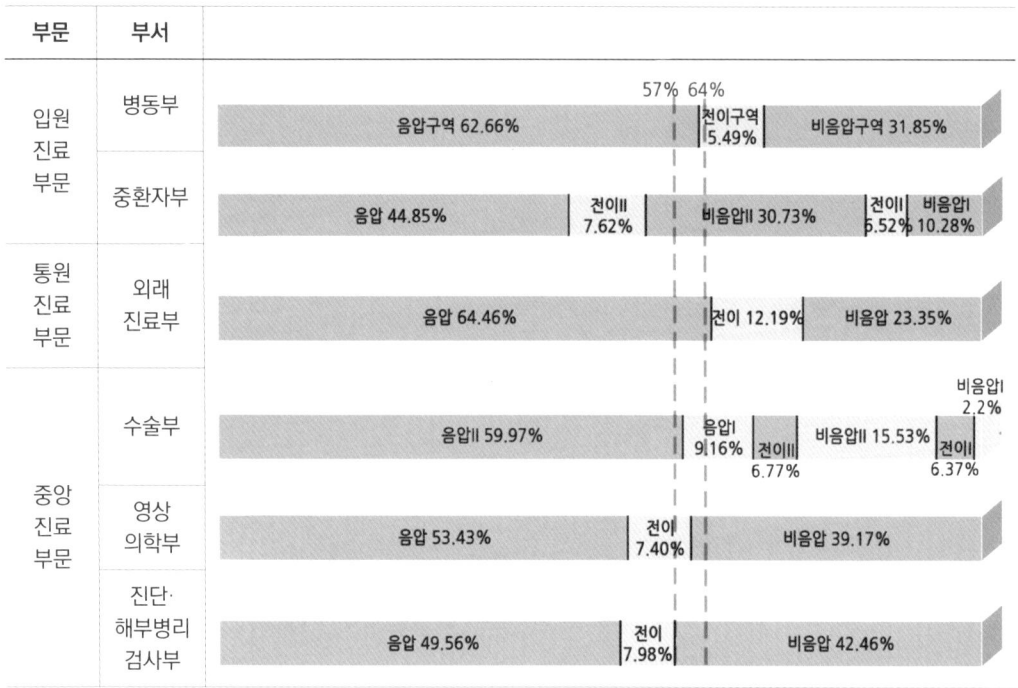

감염병환자 진료를 위한 부서별 평균 구역비율은 음압구역이 57%, 전이구역이 7%, 비음압구역이 36%이다(표3-12). 부서별 음압구역의 평균비율은 최소 44.85%(중환자부)~최대 69.13%(수술부)로 부서별 환자 진료를 위한 의료진 진료영역의 구성에 따라 구역별 비율에 차이가 발생하는 것을 확인할 수 있다. 중환자부의 경우 중증 환자의 상시 모니터링 및 응급 시 신속한 대응을 위해 직접 관찰 및 개별 접근이 가능한 간호스테이션 구성을 하여 비음압구역의 비중이 높게 계획된다. 또한, 수술실의 경우 수술 상차림과 마취 준비 등을 위한 의료진 진료영역이 음압구역에 설치되므로 음압구역의 비중이 타 부서에 비해 높게 계획된다.

이러한 진료영역 계획의 차이는 공간구성에 있어 환자와 의료진의 동선 분리 여부에 따라 중복도와 이중복도 유형으로 나뉜다(표3-13).

표 3-13. 감염병전문병원 주요 부서 구역·영역·대상별 동선 유형

주요부서	개념도	유형
병동부		중복도유형
중환자부 수술부		이중복도유형

환자 / 의료진

(2) 효율성

효율성은 공간 및 동선분리에 의한 공간의 구획에 따른 물리적 차단에도 불구하고, 진료의 관찰성, 접근성, 편의성을 확보하는 것이다. 지속적인 모니터링을 위한 시야연계, 응급 시 신속한 접근, 장비지원 및 감염방지를 위한 진료공간의 충분한 확보가 요구된다. 대표적으로 유형의 차이가 있는 부서는 병동부, 중환자부, 수술부로 시야연계를 위한 의료진 진료영역 구성에 있어 차이가 있으며, 접근성을 고려한 의료진의 출입영역의 구성 및 지원공간의 세분화에 따른 차이가 있다(표 3-14)

표 3-14. 주요부서 관찰성 및 접근성을 고려한 공간개념도

주요부서	개념도	유형
병동부		간접관찰 통합접근
중환자부 수술부		직접관찰 개별접근

(3) 안정성

안정성은 사용자가 스트레스의 상황에서 자기조절 및 사회적 지원, 주의 환기를 통해 스트레스를 경감하고 심리적으로 편안한 상태에 이르는 것으로 환자와 의료진을 대상으로 환기성과 지원성을 확보하는 것이다. 표 3-15는 대상(환자, 의료진)별 환기성과 지원성에 대해서 부서별 고려사항을 종합한 표이다.

표 3-15. 대상별 주요부서별 안정성 고려사항

구분		고려사항	비고
환자	병동부	자연채광 및 외부조망을 고려한 음압격리병실의 배치	
	병동부 중환자부 수술부	환자 가족의 상담 및 면회를 위한 지원시설 확보	
	외래 진료부 영상 의학부	음압구역 내 환자진료영역 인근으로 화장실, 수유실, 갱의실 등 환자 지원영역의 확보. 주위환기를 위한 외부조망 확보	
의료진	전부서	의료진의 프라이버시를 고려한 전용 휴게공간(실내, 실외) 및 소통을 위한 다목적실 설치	
		의료진 진료 및 지원영역의 외부조망 확보	

Epilogue
맺음말

감염의 원리

감염은 질병을 일으킬 수 있는 병원체가 숙주에 침투하여 병원체가 증식하는 과정이다. 따라서, 감염은 감염원인 병원체, 감염원이 증식하는 숙주, 감염원이 침투하는 전파경로에 의해 성립된다. 감염이 발생하지 않기 위해서는 감염이 성립하게 되는 요소인 감염원, 숙주, 전파경로의 세가지 요소 중 어느 하나 이상이 작동하지 않도록 하면 된다. 예를 들어 세균의 성장을 억제하는 항생제는 감염원이 작동하지 않게 하는 방법이다. 세균은 숙주가 없이 자체 증식하는 감염원이며, 바이러스는 자체증식이 불가능하며 반드시 숙주가 존재하여야 증식이 가능하다. 이때 숙주가 되는 대상은 식물, 동물, 미생물 등의 생물이며 여기에는 사람이 포함된다. 따라서, 항생제로 억제가 되지 않고, 백신개발이 되지 않으며, 사람을 숙주로 전파되는 감염원의 경우 전파경로를 차단하는 것이 감염이 발생하지 않기 위한 유일한 방법이다.

병원의 공간구성원리

병원은 의료서비스를 제공하는 물리적 공간이며, 병원건축계획은 환자의 건강회복을 위한 의료서비스의 공급을 최적화하는 공간을 목표로 미래의 물리적 공간구축을 위한 시나리오를 작업하는 것이다. 병원 공간의 주요 대상은 환자이며, 주요 행위는 진료이다. 진료를 중심으로 출입과 지원의 행위가 이루어지며, 환자, 의료진, 물품 등 대상의 이동 흐름에 따라 동선계획이 수립된다. 이러한 대상별 행위에 따른 공간흐름을 기반으로 공간관계를 구조화하는 것이 공간구성이다. 건축계획에서 다루는 공간 스케일은 도시->건물->단위공간에 이르는 순서로 거시에서 미시로 점차 확대되며, 공간구성은 이러한 과정이 유기적으로 통합된 결과물이어야 한다.

감염병전문병원의 주요 대상

감염병전문병원은 제1급 감염병에 확진된 중증 및 위중증 환자를 대상으로 한다. 제1급 감염병은 치명률이 높으며 집단발생의 우려가 커서 높은 수준의 격리가 필요한 감염병이며 중증 및 위중증은 기계호흡 및 ECMO, CRRT등의 특수장비가 투입되어야 하는 치료 수준을 의미한다. 현재 제1급 감염병은 비말 및 공기를 매개로 전파되는 감염병으로 공기주의격리지침에 따라 환자는 음압격리실에서 진료를 제공 받는다. 음압격리실은 공기조화설비에 의한 가압으로 음압을 유지하여 공기가 격리실 밖으로 흐르지 않도록 하며 HEPA필터를 통해 여과된 공기가 외부로 배출되는 방식으로 공기흐름을 제어하는 시설이다. 건축 및 설비계획이 조화롭게 이루어져야 하며 공기압 및 청결도 유지를 위해 밀폐성과 기밀성의 확보를 고려하여 시공 및 유지관리가 이루어져야 한다.

감염병전문병원의 주요 행위

제1급 감염병에 확진된 중증 환자는 음압격리실에서 진찰, 검사, 처치, 시술, 입원치료 등의 진료를 받는다. 의료진은 음압격리실과 분리된 공간에서 환자관찰 및 진료 준비 후 개인 보호구를 착용하고 음압격리실로 이동한다. 음압격리실에서 진료(간호, 검사, 진단, 치료 등)를 수행한 후 진료실에서 발생 된 오염물 및 폐기물 처리 등을 수행하고 보호복 탈의 및 소독 후 진료 준비 공간으로 복귀한다. 환자가족을 포함한 방문객은 출입 및 환자와의 접촉이 통제되며 화상 면회 및 의료진 상담등이 제한적으로 이루어진다.

감염병전문병원의 공간구성

격리는 감염원으로부터 감염되지 않은 환자나 환자가족, 의료진, 병원환경을 보호하기 위해 실시하는 모든 방법을 의미한다. 건축계획은 공간격리(Space isolation)를 통해 감염원이 있는 공간과 타 공간을 구획하고 사람과 물품의 이동을 통제한다. 따라서, 대상에 따른 공간 및 동선의 분리가 필수적으로 요구되며 공간 구획별 독립 운영 및 작업의 완결성이 확보되어야 한다. 또한 이러한 공간과 동선의 분리에도 불구하고 환자 관찰이 용이하도록 시야 연계를 고려하며 응급상황에서 신속하게 접근할 수 있도록 동선을 계획해야 한다. 장기간 이동이 제한된 환자의 고립감 및 폐쇄감을 해소할 수 있도록 진료실의 채광 및 외부 조망을 고려해야 하며 격리된 환자의 진료를 위해 구역을 이동하며 과중한 업무를 수행하는 의료진의 신체적·정신적 스트레스에 대응할 수 있는 지원적인 환경 제공이 요구된다.

감염병전문병원의 현재

21세기 신종감염병에 대응하기 위해 세계보건기구와 미국의 질병관리본부를 중심으로 각국에서 감염과 관련한 과학적 데이터, 이론적 근거, 적용 가능성, 경제적인 영향 등에 대한 연구가 실시간으로 추가·갱신되며 관련 지침이 지속적으로 개발되고 있다. 국내에서는 2006년 국가지정입원치료병상의 마련을 시작으로 2015년 국가지정입원치료병상 운영과 관리지침을 배포하고 2017년 음압격리병실설치를 의무화하며, 2020년 감염병전문병원의 시설기준을 제도화하고 관련시설의 지침 마련을 위해 다양한 연구가 지속되었다. 2023년 5월 3년 4개월만에 국제적인 공중보건 비상사태의 종식이 선언되며 감염병전문병원의 설립과 관련 연구가 주춤하는 추세로 현재에 이르고 있다.

필자가 제안하고 있는 감염병전문병원의 공간구성은 2022년까지 수행된 연구결과를 기반으로 국내에서 설립 중인 감염병전문병원의 기본계획을 토대로 하였다. 법정 감염병, 중증도, 격리지침, 시설기준에 따른 공간구성에 대한 연구로 감염원 전파를 차단하기 위한 구역분리와 그에 따른 대상별 수직·수평 동선 체계의 분리, 구역별 필수 소요실의 정립, 대상별 행위에 따른 공간흐름, 영역별 규모와 인접관계를 구조화한 개념도의 제시로 이루어진다.

감염병전문병원의 미래

감염병전문병원은 예측할 수 없는 질병에 대응해야 하는 미래의 의료시설이다. 현재의 감염병전문병원은 종합병원의 진료체계를 기반으로 하며, 음압격리실을 중심으로 감염 예방을 위한 물리적 공간구획이 최대화된 형태이다.

만약 원격의료기술의 개발로 인해 이러한 물리적인 공간구획이 불필요해진다면? 접촉, 비말, 공기 외의 다른 매개채를 통해 감염원이 전달된다면? 종합병원의 진료체계가 달라진다면? 현재의 감염병전문병원은 거추장스러운 건조물로 전락하며 역사의 유물로 남게 될 수도 있다.

코로나바이러스감염증-19의 세계적 대 유행은 일상으로 침투한 감염병의 존재로 인해 삶에 대한 근본적인 질문을 던지게 하였으며 병원 설계에 새로운 프로토 타입을 인류가 함께 고안하도록 했다. 언젠가 역사의 유물이 될 미래병원의 궤적을 기록하는데 일부 참여하게 된 것을 매우 큰 영광으로 생각하며 이 책을 마친다.

APPENDIX

사례병원의 부서별 공간분석
Spatial analysis by department in IDH cases

사례병원 부서별 공간분석

　부록은 3장의 감염병전문병원 공간구성의 토대가 된 사례 병원의 분석 자료이다. 현재 건립중에 있는 권역별 감염병전문병원 세 곳의 기본설계도면을 기반으로 위기시 타 건물과 격리된 상황에서 독립적으로 운영하기 위한 진료 및 지원부서를 대상으로 하였으며 공기주의격리를 필요로 하는 감염병 환자의 음압격리진료실(병실, 중환자실, 수술실, 진찰실 및 검사실 등)과 이를 지원하는 시설로 한정하였다. 평시 운영등의 호환성을 고려하기 이전에 선제적으로 요구되는 공간의 필수적인 요건을 정립하기 위한 의도로 관련 연구 및 향후시설계획에 있어 기초자료로 활용되기를 바란다. 면적산정의 경우 사용자 중심의 가용면적으로 구조체, 설비, 벽체면적을 제외한 유효바닥면적이며, 향후 국외 기준과 비교를 위하여 안목치수를 중심으로 산출하였다.

　분석체계은 구역·영역·동선 분석, 소요실 분석, 규모 및 공간유형 종합의 단계로 총 11개 부서(입원진료부문_병동부, 중환자부, 통원진료부문_선별진료소, 이송센터, 외래진료부, 중앙진료부문_수술부, 영상의학부, 진단검사의학부, 해부병리검사부, 중앙공급부문_중앙공급부, 소독부)를 대상으로 하였다. 대상 부서별로 구역, 영역, 동선, 면적구성비, 공간유형의 순서로 분석도를 수록하였다(표4-1). 또한 코어, 구역, 대상, 영역별로 색지표를 설정하여 분석 요소들을 한눈에 파악할 수 있도록 통일하여 표기하였다(표4-2). 분석도에 사용한 색지표는 3장의 공간흐름도 및 공간구성에도 동일하게 적용하여 분석과 공간제안의 결과가 연속성을 갖도록 하였다.

표 4-1. 부록차례

부문	부서	분석도	표번호 / 페이지
입원 진료	병동부	구역분석도	표4-3 / 199p
		영역분석도	표4-4 / 200p
		동선분석도	표4-5 / 201p
		면적구성비분석도	표4-6 / 202p
		공간유형분석도	표4-7 / 203p
	중환자부	구역분석도	표4-8 / 204p
		영역분석도	표4-9 / 205p
		동선분석도	표4-10 / 206p
		면적구성비분석도	표4-11 / 207p
		공간유형분석도	표4-12 / 209p
통원 진료	선별진료소	영역 및 동선분석도	표4-13 / 211p
	이송센터	영역 및 동선분석도	표4-14 / 212p
	외래진료부	구역분석도	표4-15 / 213p
		영역분석도	표4-16 / 214p
		동선분석도	표4-17 / 215p
		면적구성비분석도	표4-18 / 216p
		공간유형분석도	표4-19 / 218p
중앙 진료	수술부	구역분석도	표4-20 / 220p
		영역분석도	표4-21 / 221p
		동선분석도	표4-22 / 222p
		면적구성비분석도	표4-23 / 223p
		공간유형분석도	표4-24 / 225p
	영상의학부	구역분석도	표4-25 / 226p
		영역분석도	표4-26 / 227p
		동선분석도	표4-27 / 228p
		면적구성비분석도	표4-28 / 229p
	진단검사의학부 및 해부병리검사부	구역분석도	표4-29 / 230p
		영역분석도	표4-30 / 231p
		동선분석도	표4-31 / 232p
		면적구성비분석도	표4-32 / 233p
중앙 공급	중앙공급부	영역 및 동선분석도	표4-33 / 236p
	소독부	영역 및 동선분석도	표4-34 / 237p

표 4-2. 분석도에 사용한 색지표 (Color Scheme for Diagrams)

음압구역	전이구역	비음압구역		
RED	GRAY	YELLOW	BLUE	GREEN
코어				
I 감염			G 일반	
폐기물			청결물	F 배선
구역				
음압	전이 I			
	전이 II			

영역 / 동선

환자 / 의료진

환자 진료		의료진 진료		
환자 지원		의료진 지원	환자가족 지원	
환자 동선		의료진 동선	환자가족 동선	

물품

오염물 지원			청결물 지원	배선 지원
오염물 동선			청결물 동선	배선 동선
오염			청결	
오염하역			청결 하역	

입원진료부문

병동부
중환자부

표 4-3. 병동부 구역 분석도

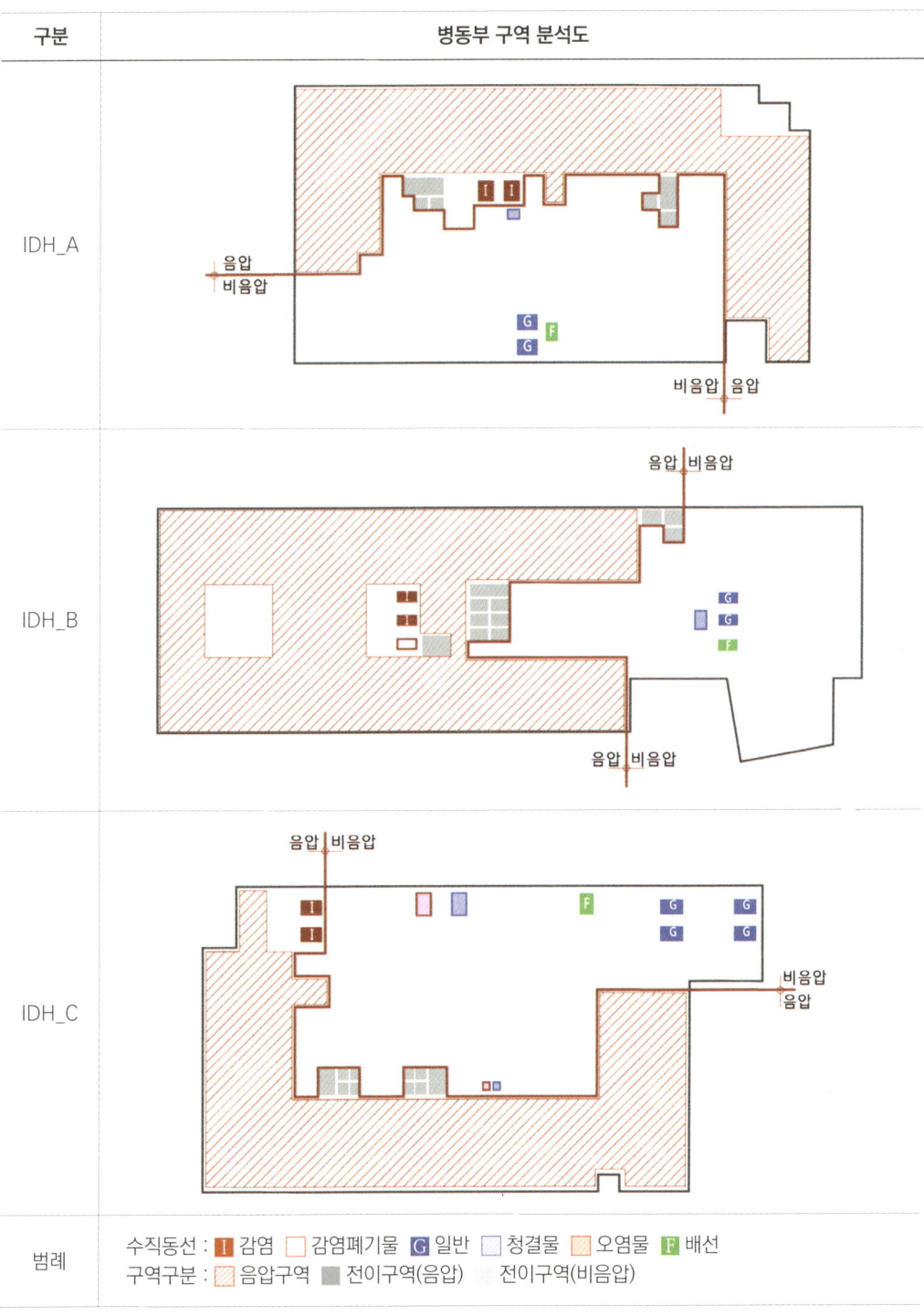

표 4-4. 병동부 영역 분석도

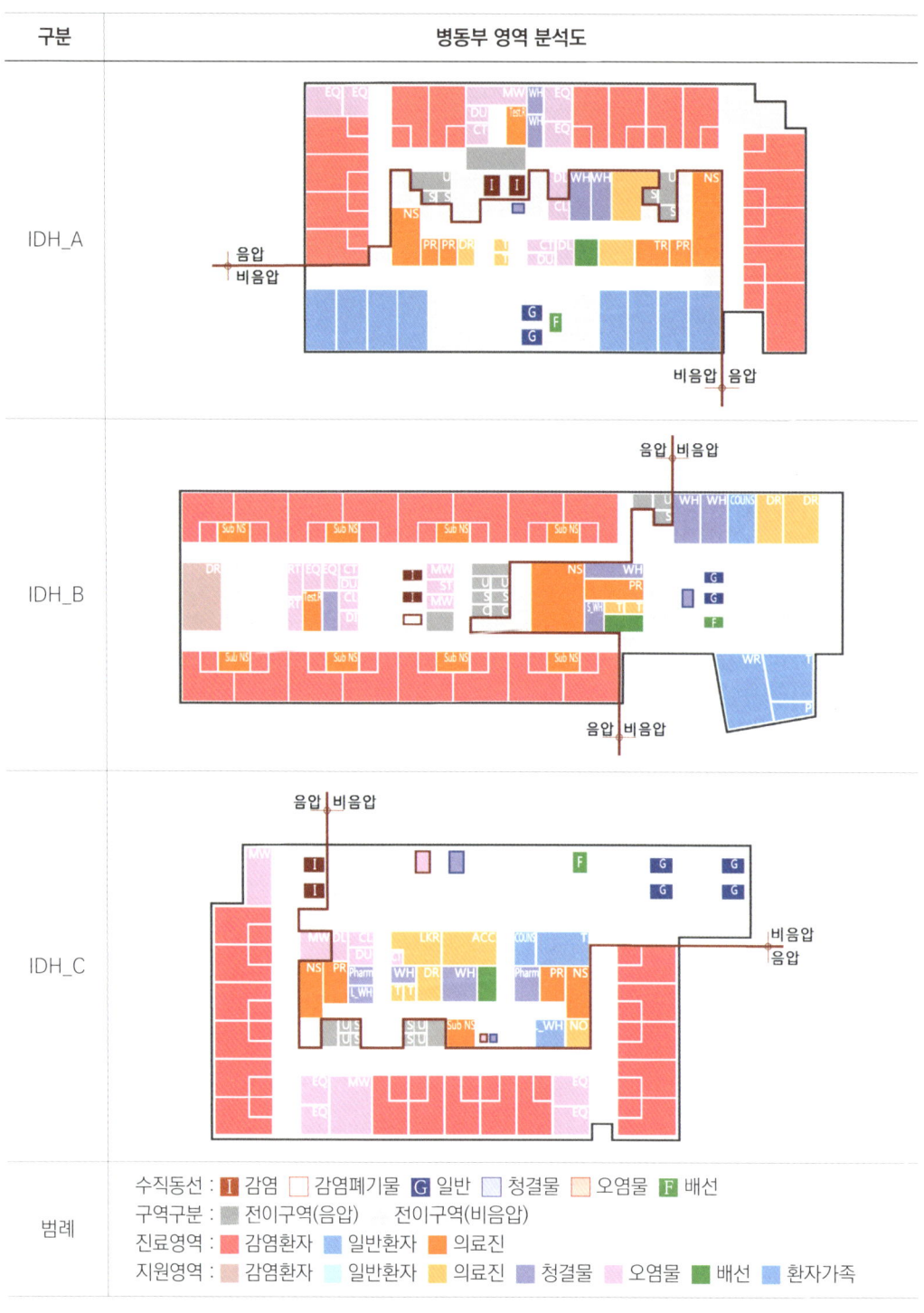

표 4-5. 병동부 대상별 동선 분석도

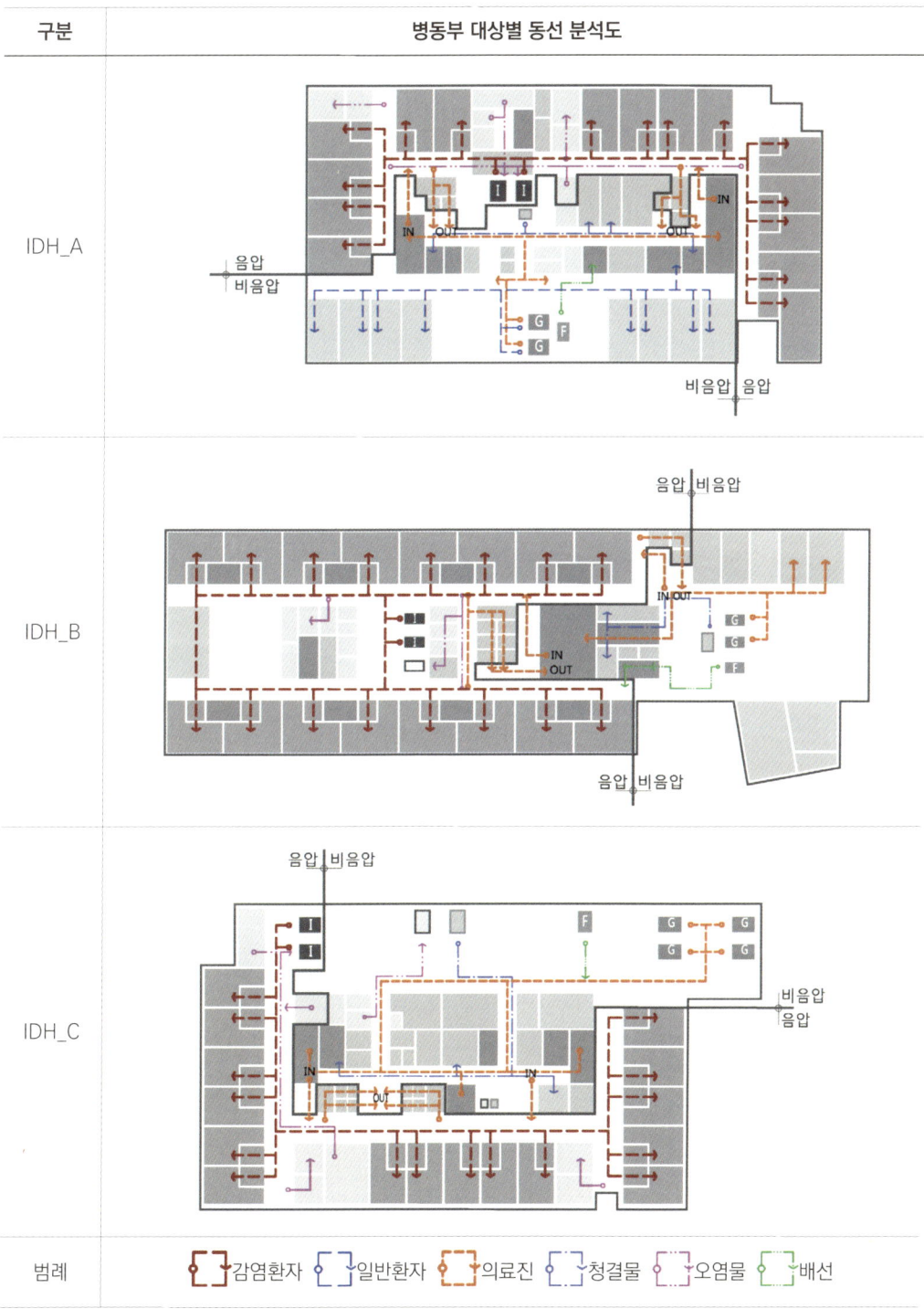

표 4-6. 병동부 영역별 소요공간의 면적구성 및 비율

(단위: 면적㎡, 비율%)

영역구분			IDH_A		IDH_B		IDH_C		평균	
구역	영역	대상	면적	비율	면적	비율	면적	비율	면적	비율
음압	진료	환자	434.65	38.24	481.89	33.01	415.40	31.90	443.98	34.16
		의료진	10.32	0.91	86.69	5.94			32.34	2.49
	지원	환자			39.29	2.69			13.10	1.01
		물품	90.17	7.93	70.41	4.82	117.90	9.05	92.83	7.14
	이동		193.95	17.07	259.61	17.78	242.55	18.62	232.04	17.86
	합계		729.09	64.15	937.89	64.24	775.85	59.57	814.28	62.66
전이	출입	의료진	58.29	5.13	77.31	5.30	51.55	3.96	62.38	4.80
		물품	9.82	0.86	9.30	0.64	7.65	0.59	8.92	0.69
	합계		68.11	5.99	86.61	5.94	59.20	4.55	71.31	5.49
비음압	진료	의료진	70.91	6.24	68.30	4.68	60.96	4.68	66.72	5.13
		물품	38.69	3.40	56.89	3.90	74.24	5.70	56.61	4.36
	지원	의료진	46.84	4.12	48.49	3.32	69.75	5.36	55.03	4.23
		환자가족	6.19	0.55	97.12	6.65	31.59	2.43	44.97	3.46
	이동		176.79	15.55	164.46	11.27	230.65	17.71	190.63	14.67
	합계		339.42	29.85	435.26	29.82	467.19	35.88	413.96	31.85
총계			1,136.62	100.00	1,459.76	100.00	1,302.24	100.00	1,299.54	100.00
병상수(병상)			24		32		16			
병상당면적(㎡/병상)			47.36		45.62		81.39		58.12	

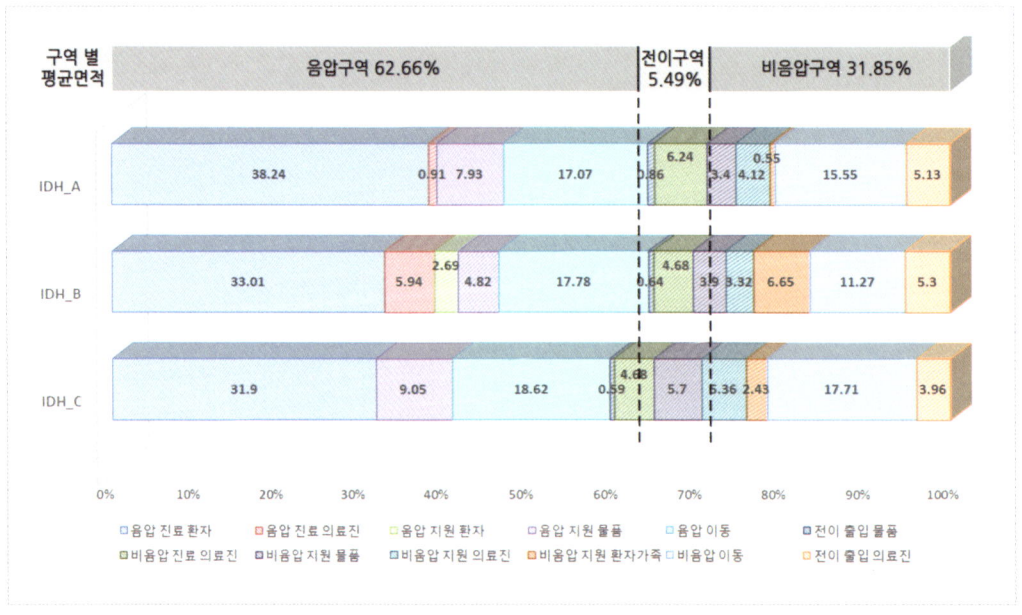

그림 4-3. 병동부 구역·영역별 면적비율

표 4-7. 병동부 공간유형

구분	A	B	C
코어	센터코어형	오픈코어형	편심코어형
음압구역	상하분리형	좌우분리형	주위분리형
진료영역	수평형	수직형	수평형
지원영역	분산형	집중형	분산형
범례	감염코어 / 일반코어 / 복도 / 음압구역 / 환자진료영역 / 전이구역 / 간호스테이션 / 지원영역		

표 4-8. 중환자부 구역 분석도

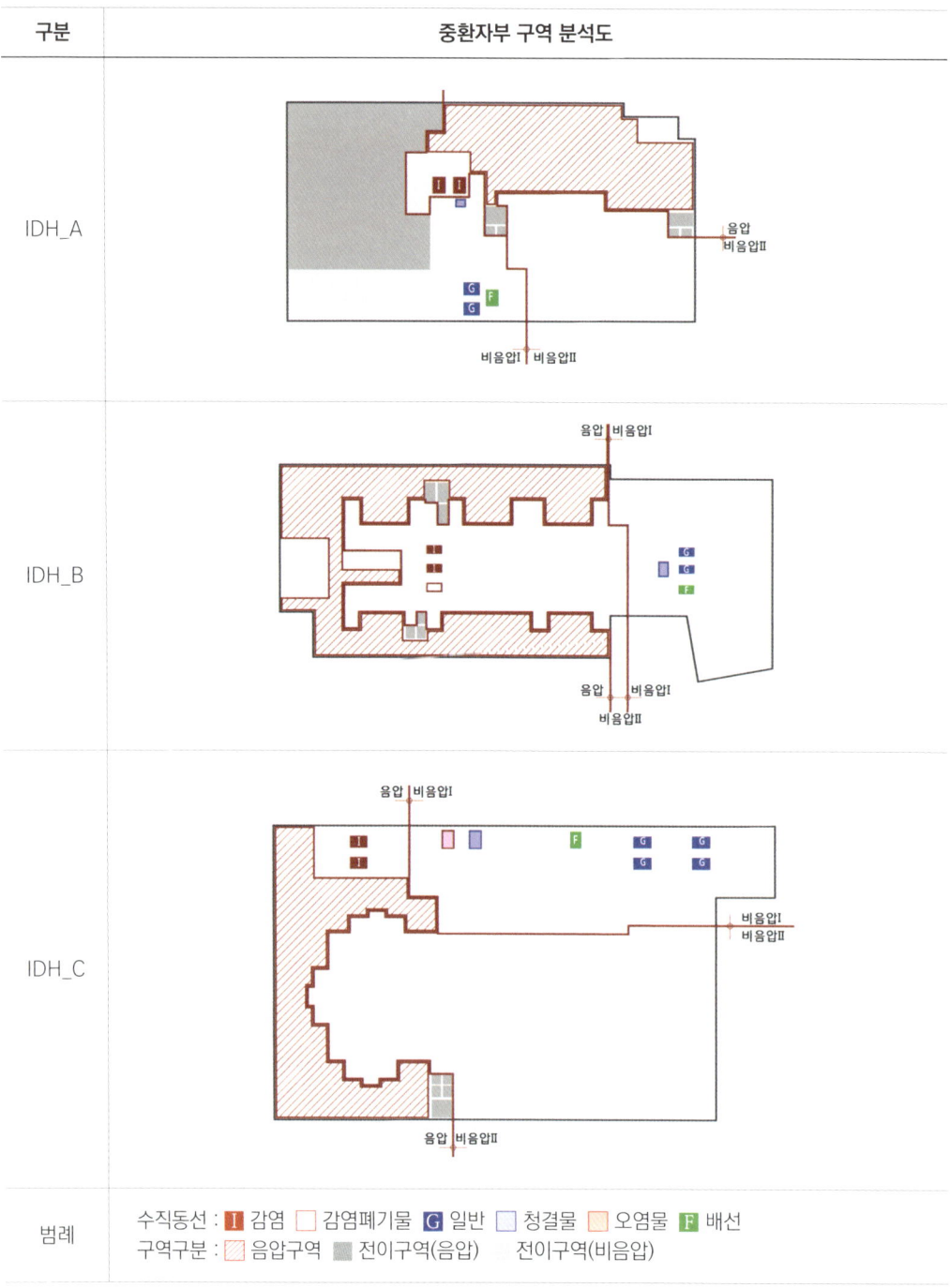

표 4-9. 중환자부 영역 분석도

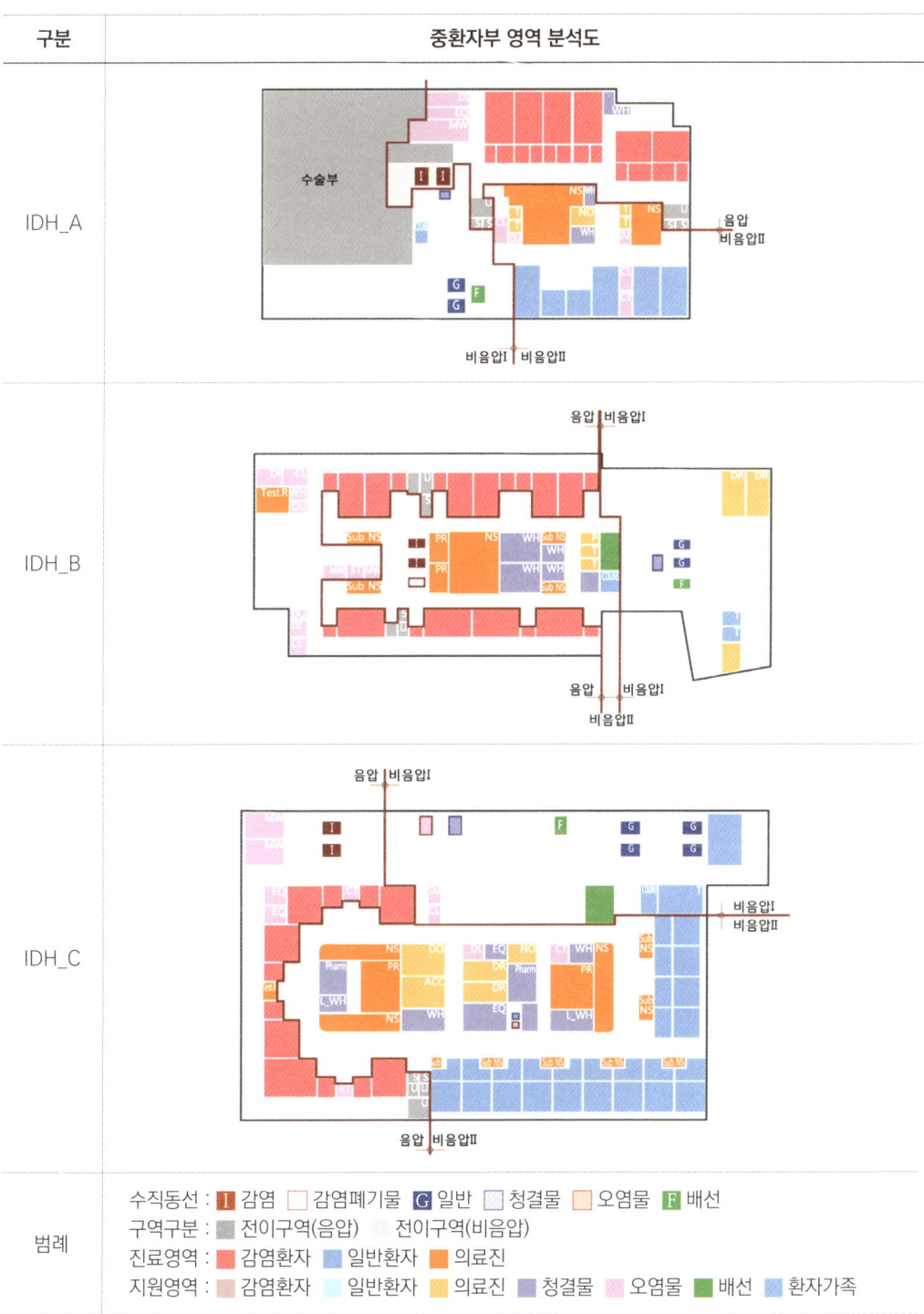

표 4-10. 중환자부 대상별 동선 분석도

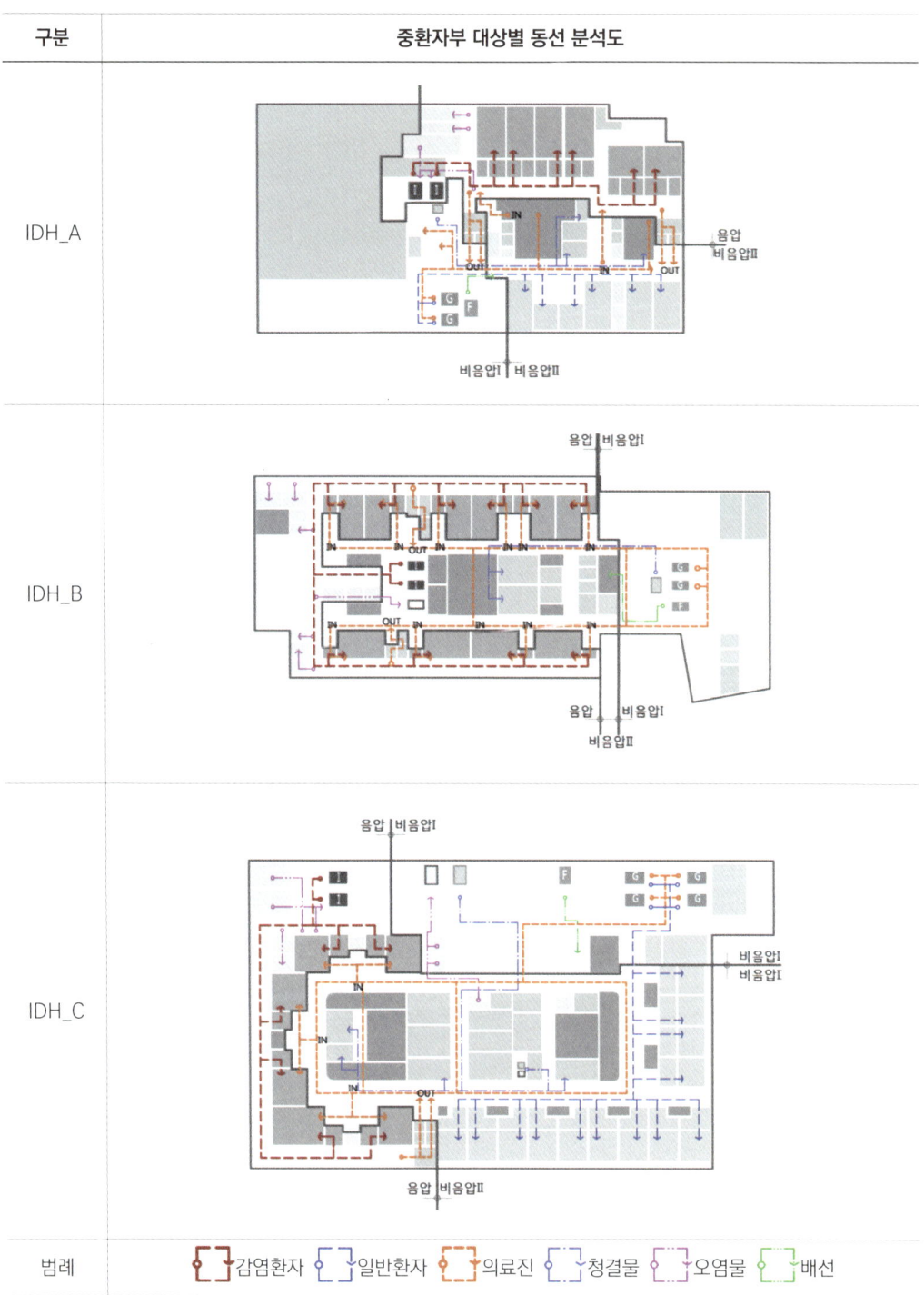

표 4-11. 중환자부 영역별 소요공간의 면적구성 및 비율

(단위: 면적㎡, 비율%)

영역구분			IDH_A		IDH_B		IDH_C		평균	
구역	영역	대상	면적	비율	면적	비율	면적	비율	면적	비율
음압	진료	환자	208.26	30.35	263.03	21.43	197.19	16.48	222.83	21.50
		의료진			15.52	1.26	4.79	0.40	6.77	0.65
	지원	물품	51.06	7.44	52.30	4.26	60.22	5.03	54.53	5.26
	이동		118.18	17.23	242.72	19.78	181.53	15.18	180.81	17.44
	소계		377.50	55.02	573.57	46.74	443.73	37.09	464.93	44.85
전이 II	출입	의료진	59.59	8.68	85.28	6.95	74.05	6.19	72.97	7.04
		물품			9.30	0.76	8.75	0.73	6.02	0.58
	소계		59.59	8.68	94.58	7.71	82.80	6.92	78.99	7.62
비음압 II	진료	의료진	86.49	12.61	103.86	8.46	103.19	8.63	97.85	9.44
	지원	물품	12.13	1.77	65.58	5.34	45.44	3.80	41.05	3.96
		의료진	18.97	2.76	12.04	0.98	88.94	7.44	39.98	3.86
	이동		68.57	9.99	150.12	12.23	200.31	16.75	139.67	13.47
	소계		186.16	27.13	331.60	27.01	437.88	36.62	318.55	30.73
전이 I	출입	의료진	15.53	2.26	26.48	2.16	81.74	6.83	41.25	3.98
		물품	28.02	4.09	24.89	2.03	25.92	2.17	26.28	2.54
	소계		43.55	6.35	51.37	4.19	107.66	9.00	67.53	6.52
비음압 I	지원	의료진			40.00	3.26			13.33	1.29
		환자가족	5.10	0.74	46.21	3.77	30.31	2.53	27.21	2.62
	이동영역		14.26	2.08	89.86	7.32	93.83	7.84	65.98	6.37
	소계		19.36	2.82	176.07	14.35	124.14	10.37	106.52	10.28
총계			686.16	100.00	1,227.19	100.00	1,196.21	100.00	1,036.52	100.00
병상수(bed)			8		14		6			
병상당면적(㎡/bed)			85.77		87.66		199.37		124.27	

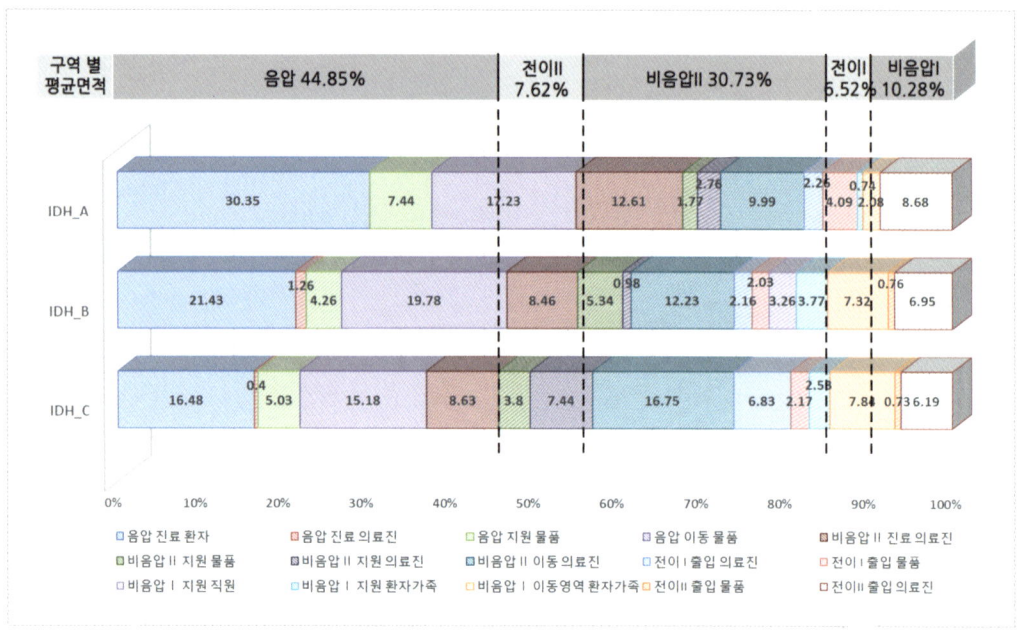

그림 4-4. 중환자부 구역·영역별 면적비율

표 4-12. 중환자부 공간유형

구분	A	B	C
구역 분리	상하분리형	수직분리형	주위분리형
진료 영역	수평형/집중형	수직형/분산형	수직형/분산형
지원 영역	분산형	집중형	집중형
범례	감염코어　일반코어　-- 복도　음압구역　환자진료영역　전이구역　간호스테이션　지원영역		

통원진료부문

선별진료소
이송센터
외래진료부

표 4-13. 선별진료소 분석도

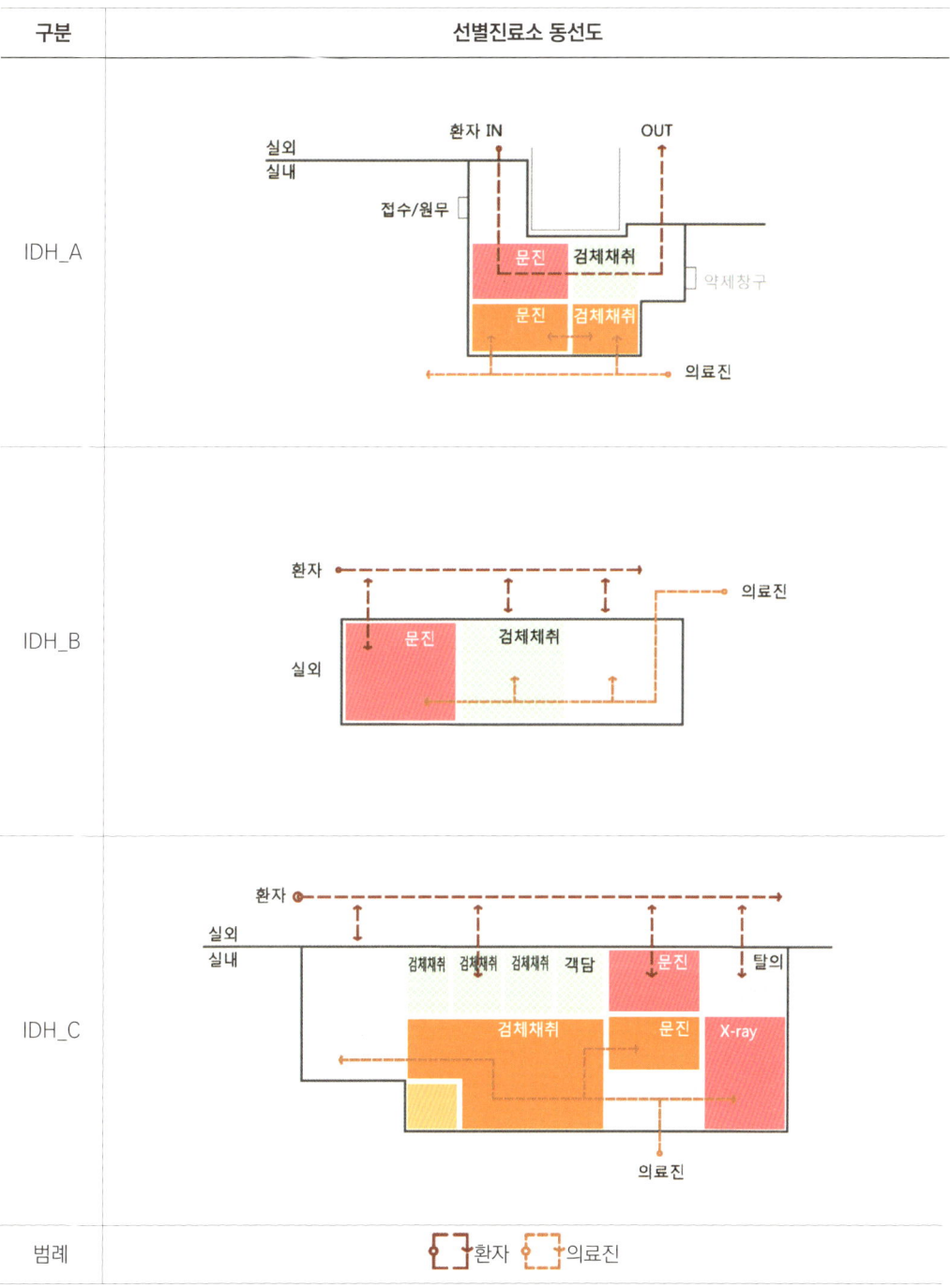

표 4-14. 이송센터 분석도

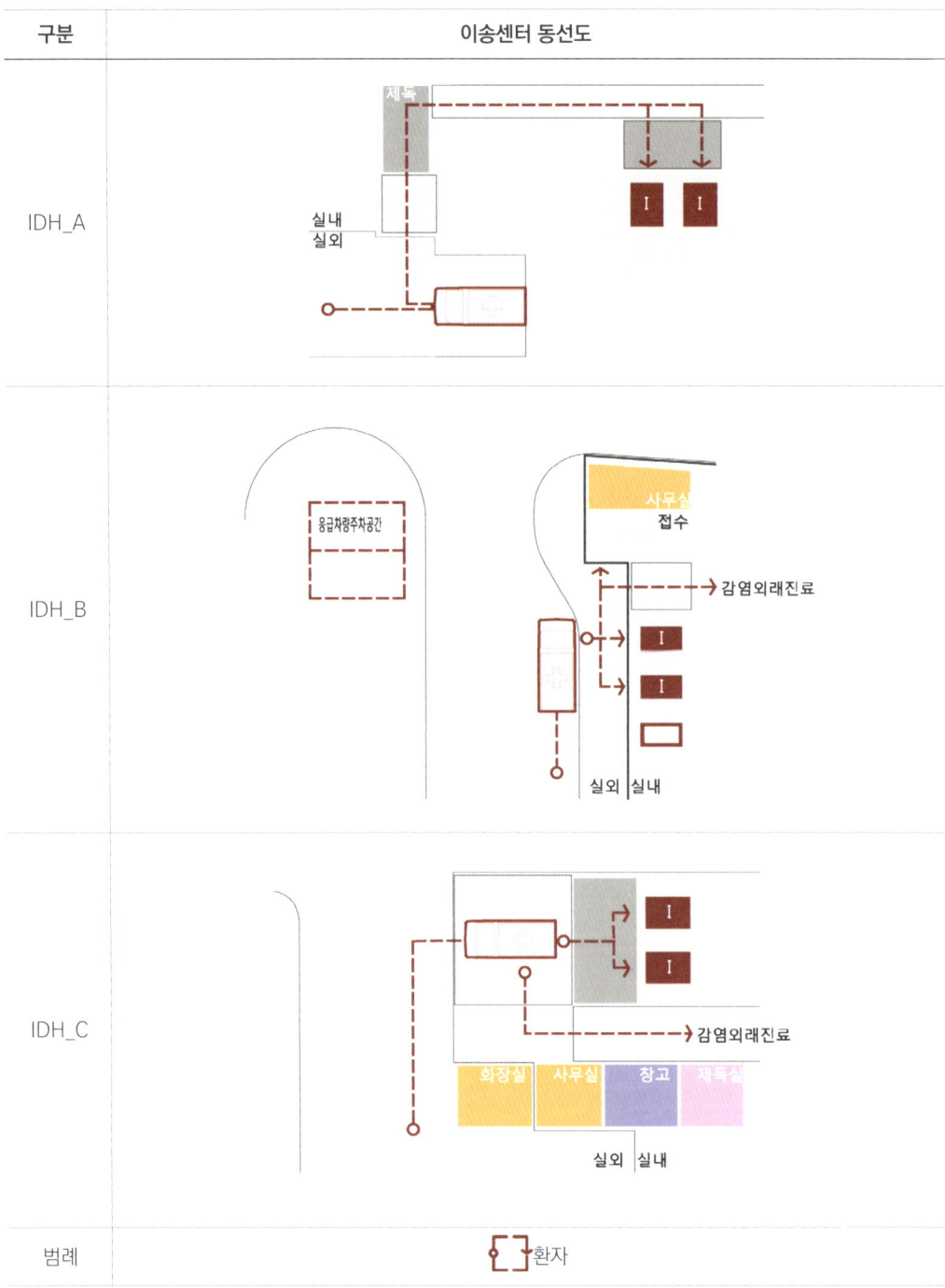

표 4-15. 외래진료부 구역 분석도

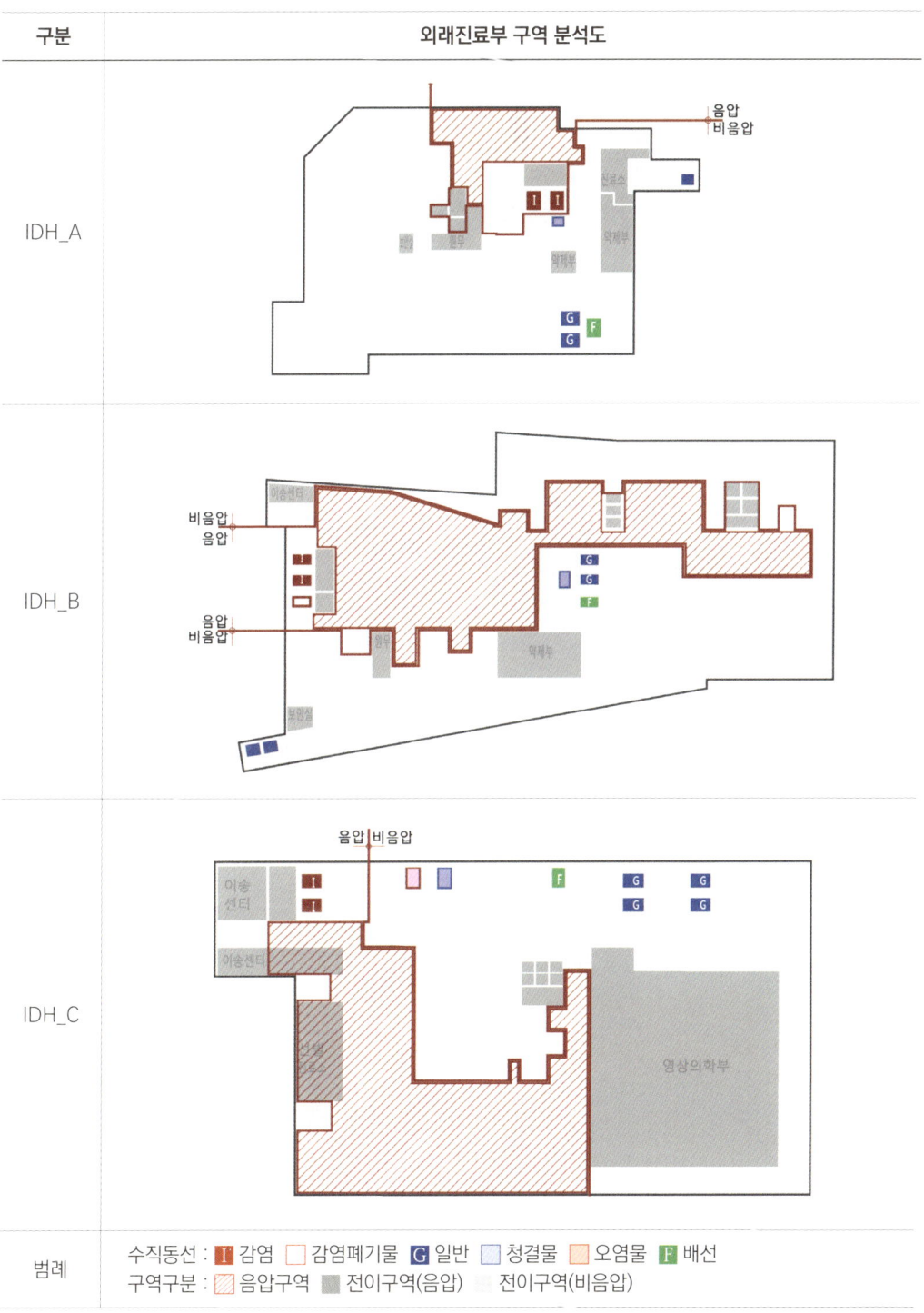

표 4-16. 외래진료부 영역 분석도

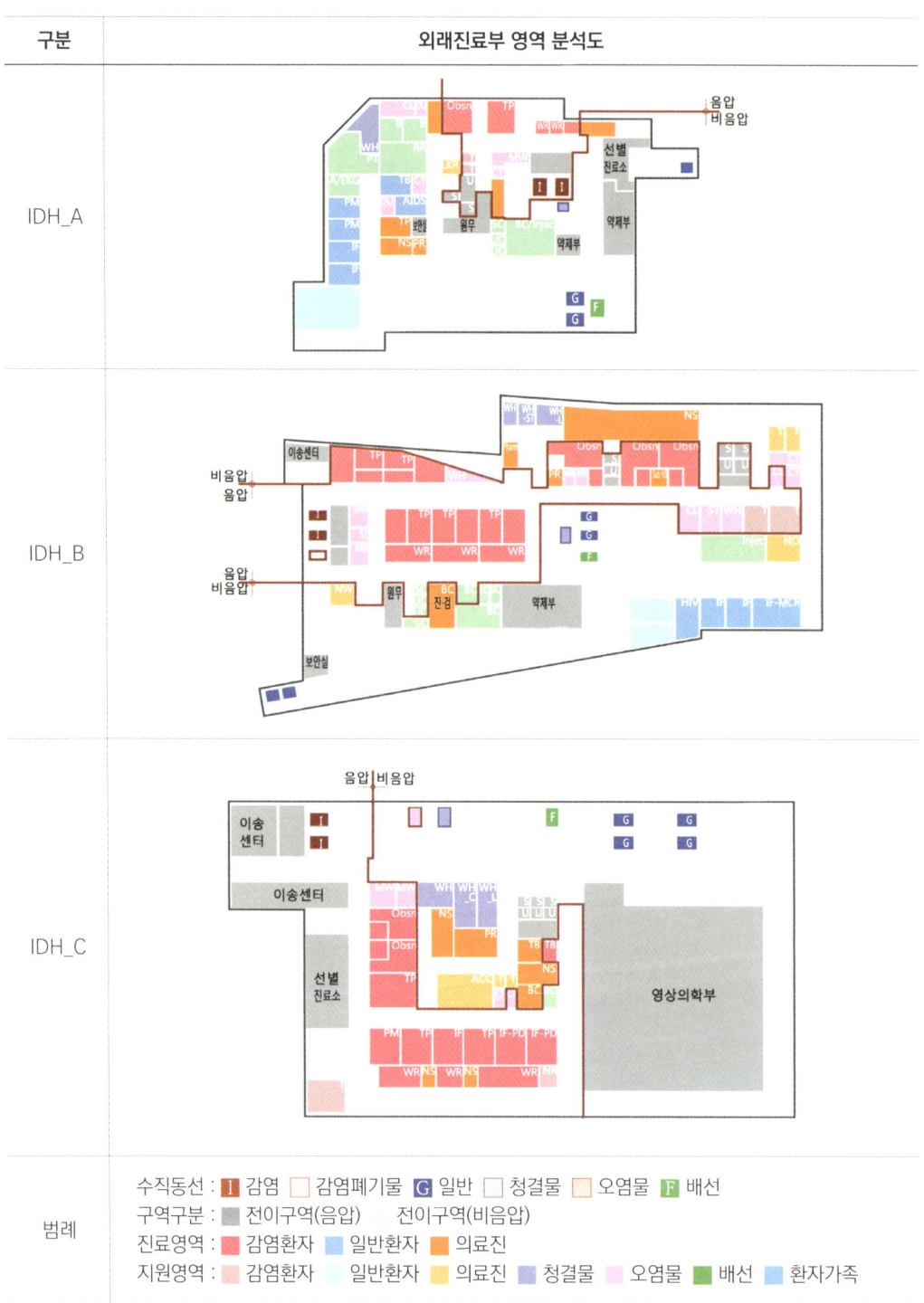

표 4-17. 외래진료부 대상별 동선 분석도

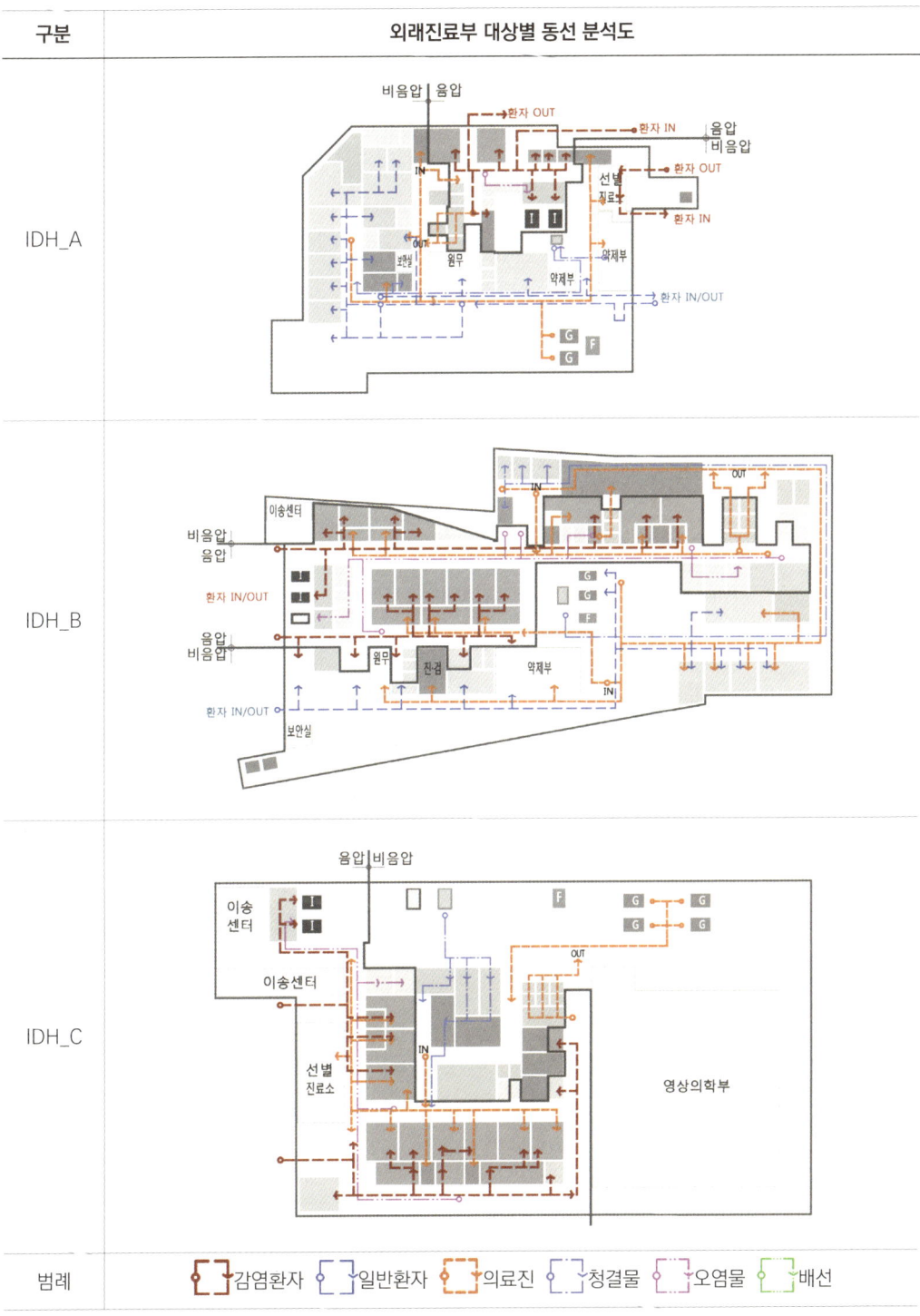

표 4-18. 외래진료부 영역별 소요공간의 면적구성 및 비율

(단위: 면적㎡, 비율%)

구역	영역구분 영역	영역구분 대상	IDH_A 면적	IDH_A 비율	IDH_B 면적	IDH_B 비율	IDH_C 면적	IDH_C 비율	평균 면적	평균 비율
음압	진료	환자 의뢰센터	41.01	14.92	159.13	16.01	77.95	9.21	92.70	13.15
		환자 진료센터			137.39	13.82	176.57	20.87	104.66	14.84
		의료진	9.10	3.31	5.25	0.53	10.27	1.21	8.21	1.16
	지원	환자	5.10	1.85	26.64	2.68	29.98	3.54	20.57	2.92
		의료진			8.68	0.87			2.89	0.41
		물품	10.41	3.79	70.72	7.11	23.67	2.80	34.93	4.95
	이동		61.72	22.45	264.23	26.58	245.88	29.06	190.61	27.03
	소계		127.34	46.32	672.04	67.60	564.32	66.69	454.57	64.46
전이	출입	환자	10.72	3.90	38.38	3.86	13.16	1.56	20.75	2.94
		의료진	29.60	10.77	91.49	9.20	46.81	5.53	55.97	7.94
		물품	5.76	2.09	15.40	1.55	6.50	0.77	9.22	1.31
	소계		46.08	16.76	145.27	14.61	66.47	7.86	85.94	12.19
비음압	진료	환자	10.44	3.80	16.44	1.65		0.00	8.96	1.27
		의료진	20.70	7.53	79.78	8.03	73.62	8.70	58.03	8.23
	지원	물품	4.91	1.78	28.22	2.84	49.70	5.87	27.61	3.92
		의료진	4.69	1.71	13.53	1.36	39.10	4.62	19.11	2.71
	이동		60.75	22.10	38.89	3.91	52.98	6.26	50.87	7.22
	소계		101.49	36.92	176.86	17.79	215.40	25.45	164.58	23.35
총계			274.91	100.00	994.17	100.00	846.19	100.00	705.09	100.00

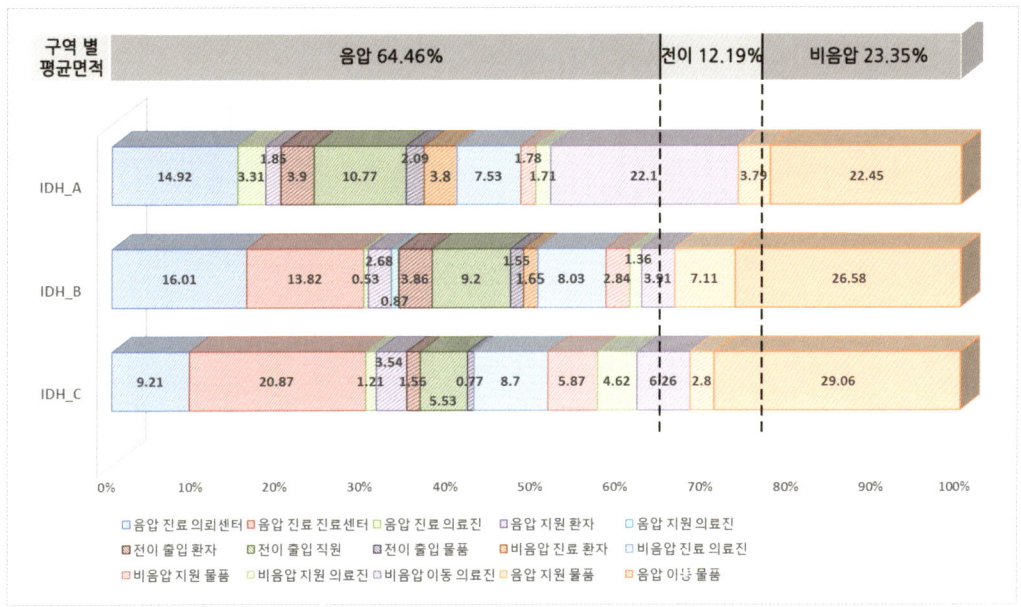

그림 4-5. 외래진료부 구역·영역별 면적비율

표 4-19. 외래진료부 공간유형

구분	A	B	C
음압구역	주위분리형(음압내부)	상하분리형(음압내부)	주위분리형(음압외부)
진료영역	수평형	수평형	수평형
지원영역	집중형	분산형	집중형
범례	감염코어　　일반코어　-- 복도　음압구역　환자진료영역　전이구역　간호스테이션　지원영역		

중앙진료부문

수술부
영상의학부
진단검사의학부
해부병리검사부

표 4-20. 수술부 구역 분석도

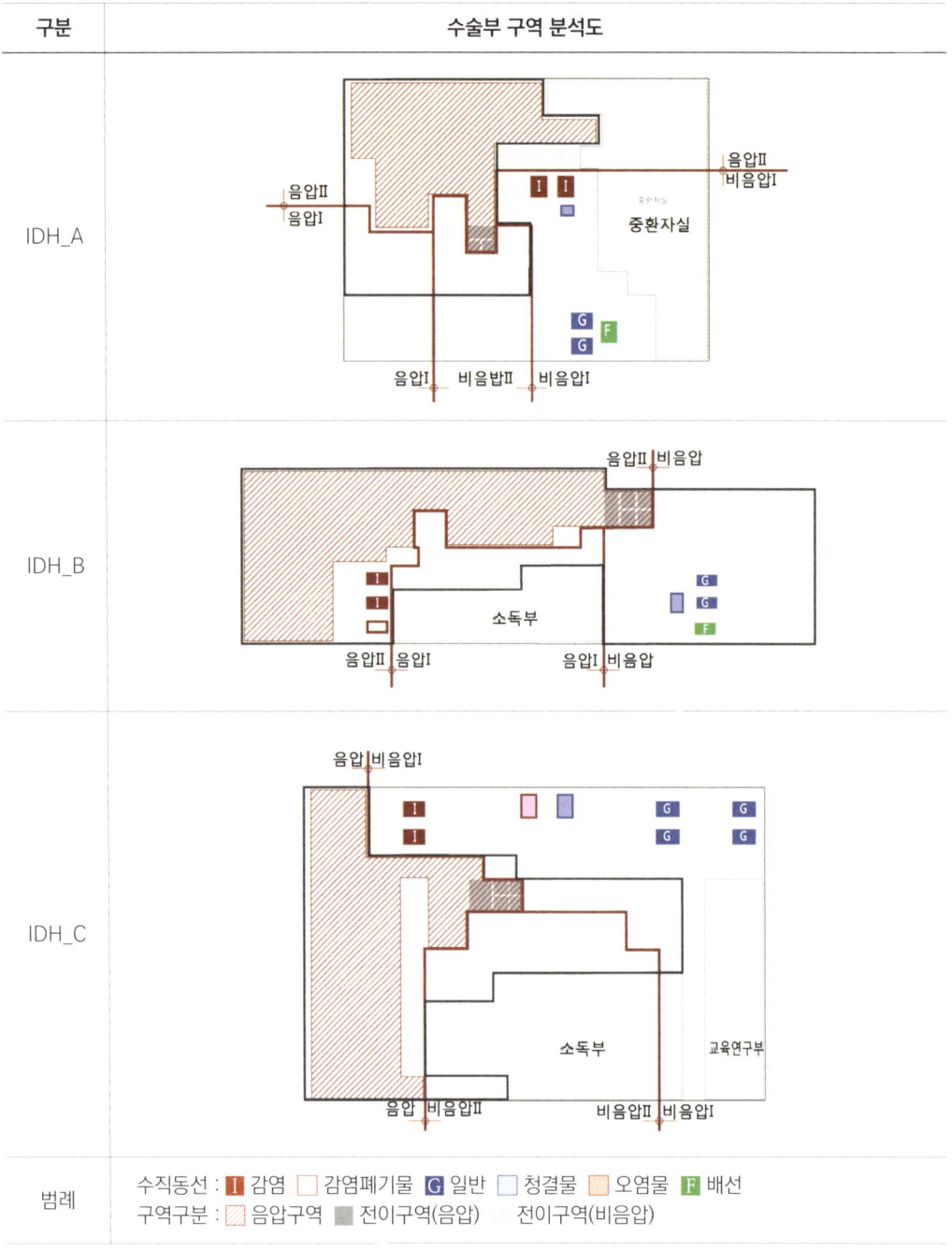

표 4-21. 수술부 영역 분석도

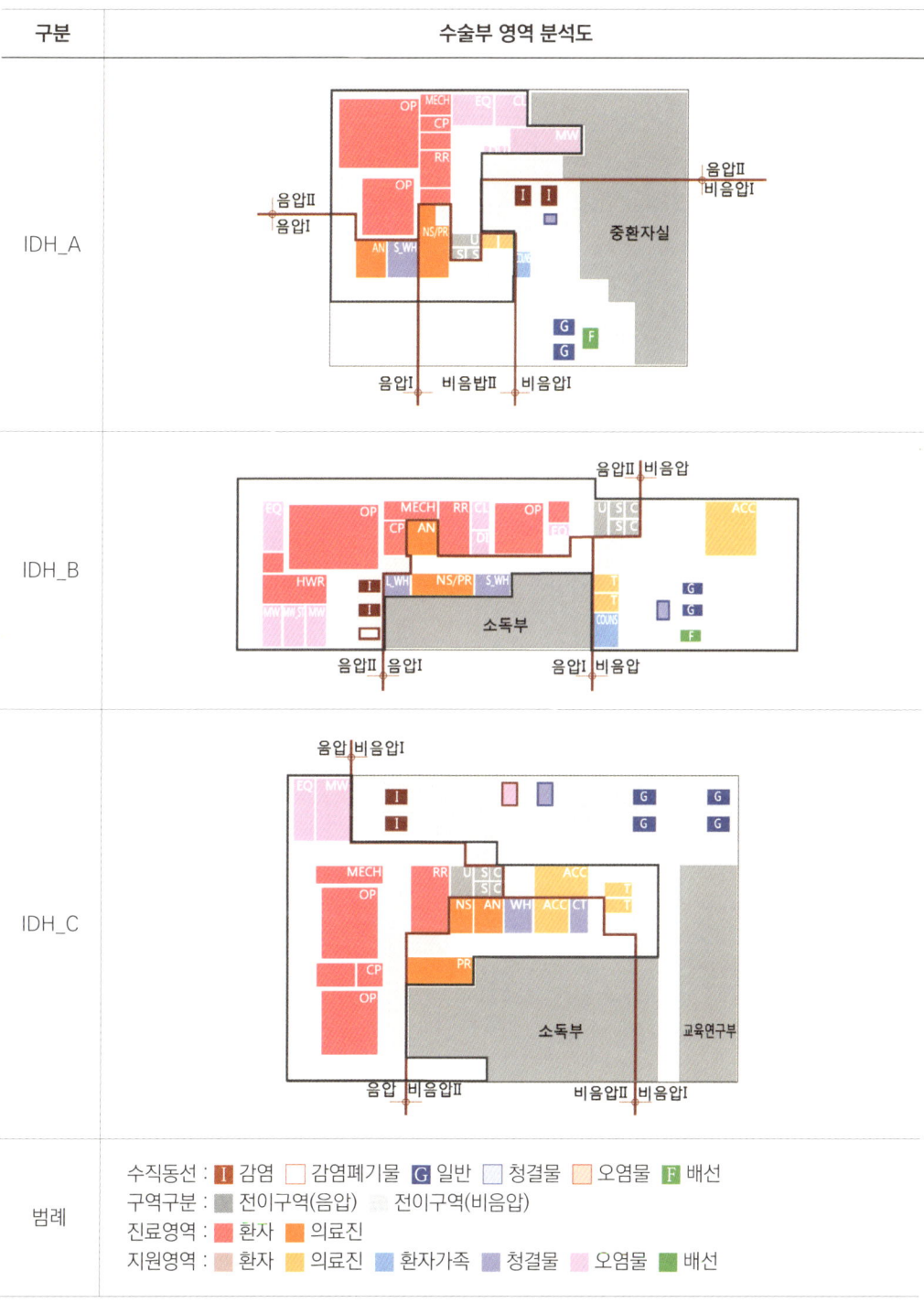

표 4-22. 수술부 대상별 동선 분석도

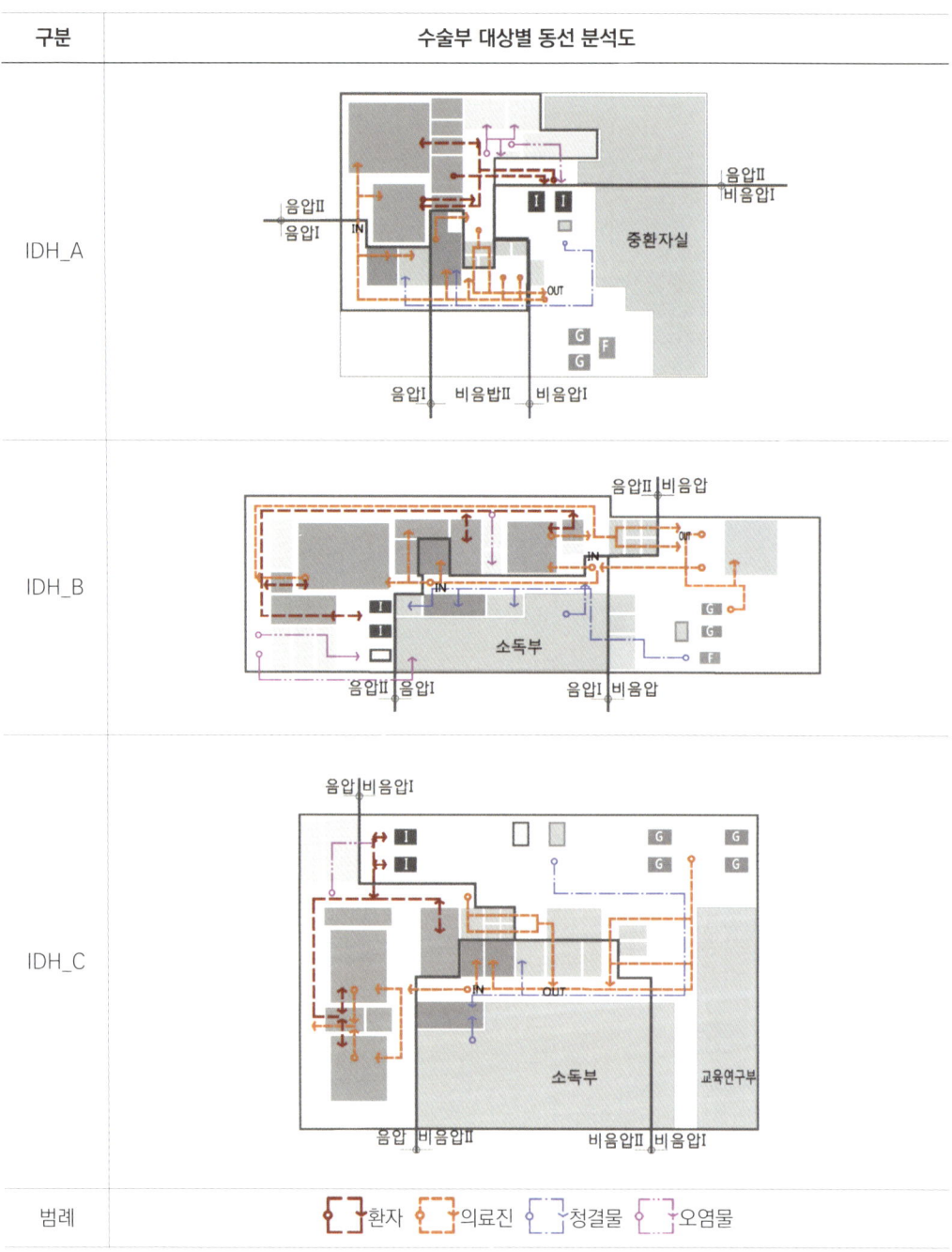

표 4-23. 수술부 영역별 소요공간의 면적구성 및 비율

(단위: 면적㎡, 비율%)

영역구분			IDH_A		IDH_B		IDH_C		평균	
구역	영역	대상	면적	비율	면적	비율	면적	비율	면적	비율
음압II	진료	환자	156.70	37.66	192.56	29.57	208.05	30.89	185.77	32.01
	지원	물품	55.11	13.24	61.61	9.46	46.19	6.86	54.30	9.36
	이동		43.34	10.42	127.92	19.65	152.57	22.65	107.94	18.60
	소계		255.15	61.31	382.09	58.68	406.81	60.40	348.02	59.97
음압I	진료	의료진	14.00	3.36	30.12	4.63			14.71	2.53
	지원	물품	14.23	3.42	16.61	2.55			10.28	1.77
	이동		43.98	10.57	40.60	6.23			28.19	4.86
	소계		72.21	17.35	87.33	13.41			53.18	9.16
전이III	출입	의료진	14.90	3.58	50.42	7.74	41.19	6.11	35.50	6.12
		물품		0.00	5.01	0.77	6.23	0.92	3.75	0.65
	소계		14.90	3.58	55.43	8.51	47.42	7.03	39.25	6.76
비음압II	진료	의료진	25.55	6.14	36.00	5.53	42.87	6.36	34.81	6.00
	지원	물품					20.59	3.06	6.86	1.18
		의료진					15.24	2.26	5.08	0.88
	이동		27.17	6.53	46.82	7.19	56.04	8.32	43.34	7.47
	소계		52.72	12.67	82.82	12.72	134.74	20.00	90.09	15.53
전이I	출입	의료진	16.05	3.86	31.43	4.83	49.63	7.37	32.37	5.58
		물품		0.00		0.00	13.78	2.05	4.59	0.79
	소계		16.05	3.86	31.43	4.83	63.41	9.42	36.96	6.37
비음압I	지원	의료진					21.24	3.15	7.08	1.22
		환자가족	5.10	1.23	12.04	1.85			5.71	0.98
	소계		5.10	1.23	12.04	1.85	21.24	3.15	12.79	2.20
총계			416.13	100.00	651.14	100.00	673.62	100.00	580.30	100.00

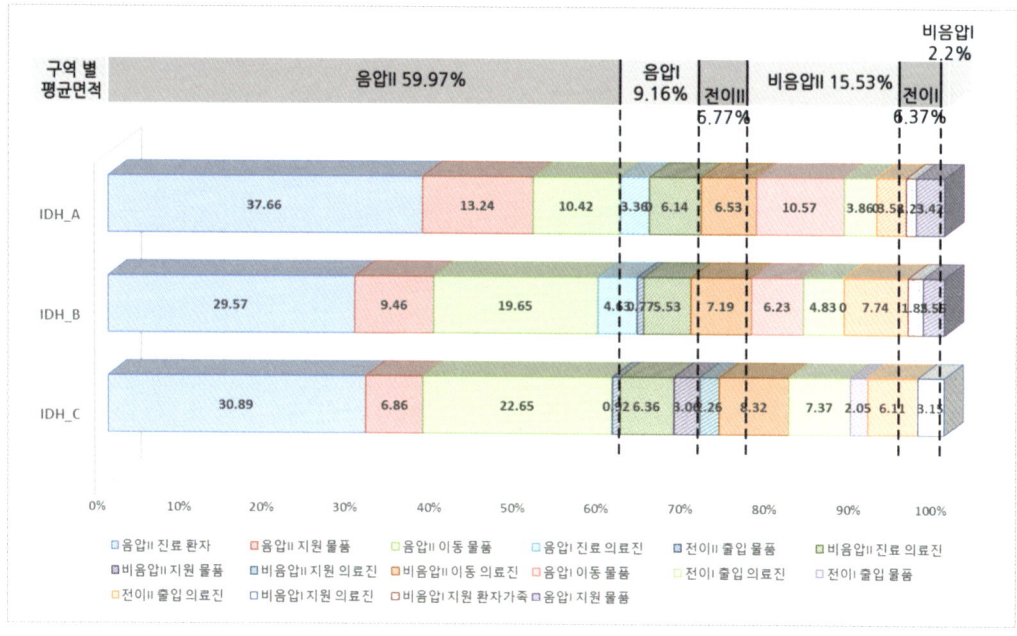

그림 4-6. 수술부 구역·영역별 면적비율

표 4-24. 수술부 공간유형

구분	A	B	C
음압구역	좌우분리형	좌우분리형	좌우분리형
진료영역	집중형	분산형	집중형
지원영역	집중형	분산형	집중형

범례: 감염코어, 일반코어, 복도, 음압구역, 환자진료영역, 전이구역, 간호스테이션, 지원영역

표 4-25. 영상의학부 구역 분석도

구분	영상의학부 구역 분석도
IDH_A	
IDH_B	
IDH_C	
범례	수직동선 : ■ 감염 □ 감염폐기물 ■ G 일반 □ 청결물 □ 오염물 ■ F 배선 구역구분 : ▨ 음압구역 ▨ 전이구역(음압) ▨ 전이구역(비음압)

표 4-26. 영상의학부 영역 분석도

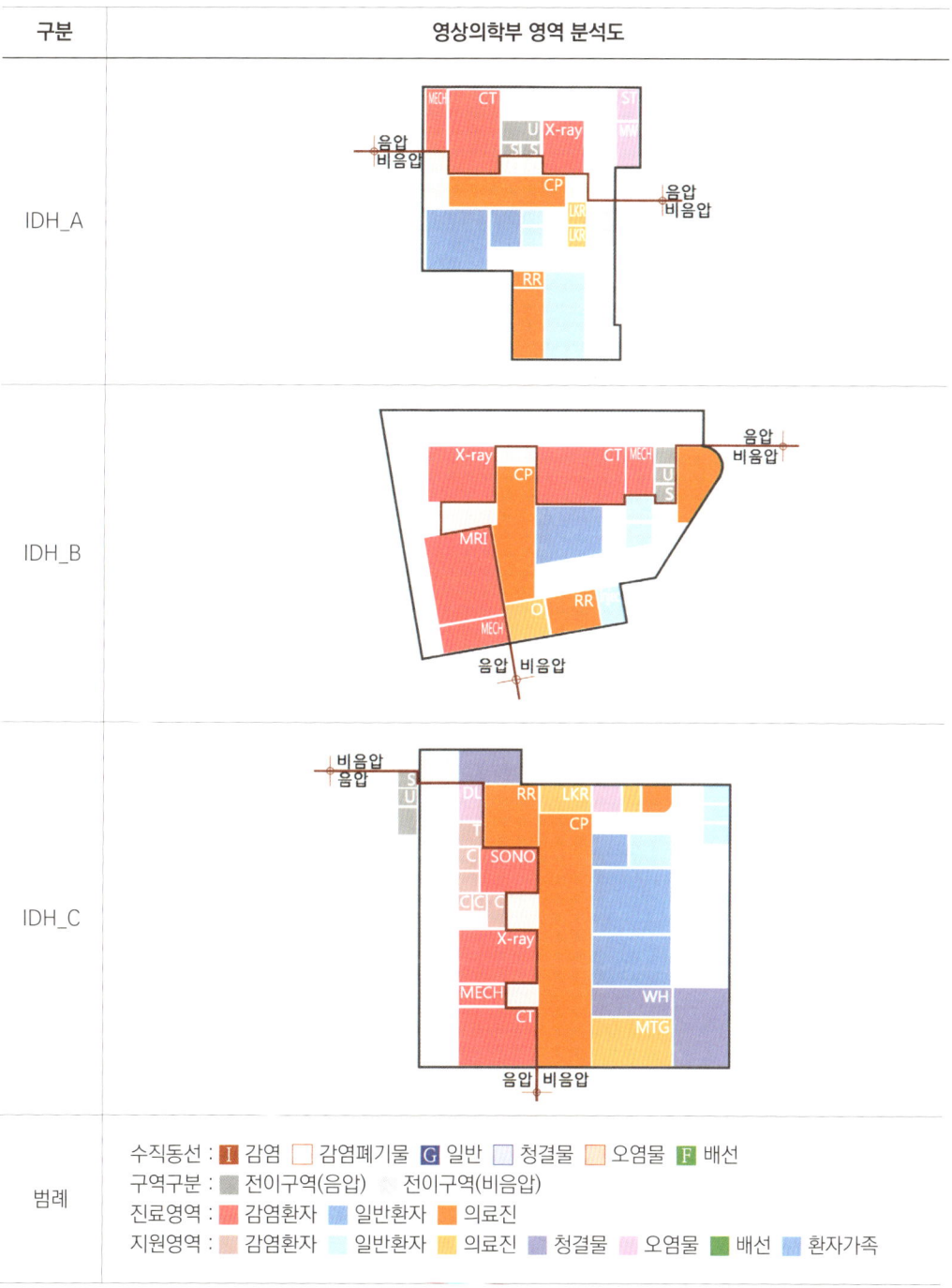

표 4-27. 영상의학부 대상별 동선 분석도

구분	영상의학부 대상별 동선 분석도
IDH_A	
IDH_B	
IDH_C	
범례	감염환자 / 일반환자 / 의료진 / 청결물 / 오염물

표 4-28. 영상의학부 영역별 소요공간의 면적구성 및 비율

(단위: 면적㎡, 비율%)

영역구분			IDH_A		IDH_B		IDH_C		평균	
구역	영역	대상	면적	비율	면적	비율	면적	비율	면적	비율
음압	진료	환자	58.26	27.78	143.38	44.85	100.63	23.57	100.76	31.61
	지원	환자					12.79	3.00	4.26	1.34
		물품	12.33	5.88			6.91	1.62	6.41	2.01
	이동		42.37	20.20	42.52	13.30	91.74	21.49	58.88	18.47
	소계		112.96	53.86	185.90	58.15	212.07	49.68	170.31	53.43
전이	소계		33.71	16.07	24.64	7.71	12.39	2.90	23.58	7.40
비음압	진료	의료진	29.56	14.09	59.49	18.61	123.17	28.85	70.74	22.19
	지원	의료진	6.38	3.04	11.21	3.51	57.97	13.58	25.19	7.90
	이동		27.14	12.94	38.44	12.02	21.28	4.99	28.95	9.08
	소계		63.08	30.07	109.14	34.14	202.42	47.42	124.88	39.17
총계			209.75	100.00	319.68	100.00	426.88	100.00	318.77	100.00

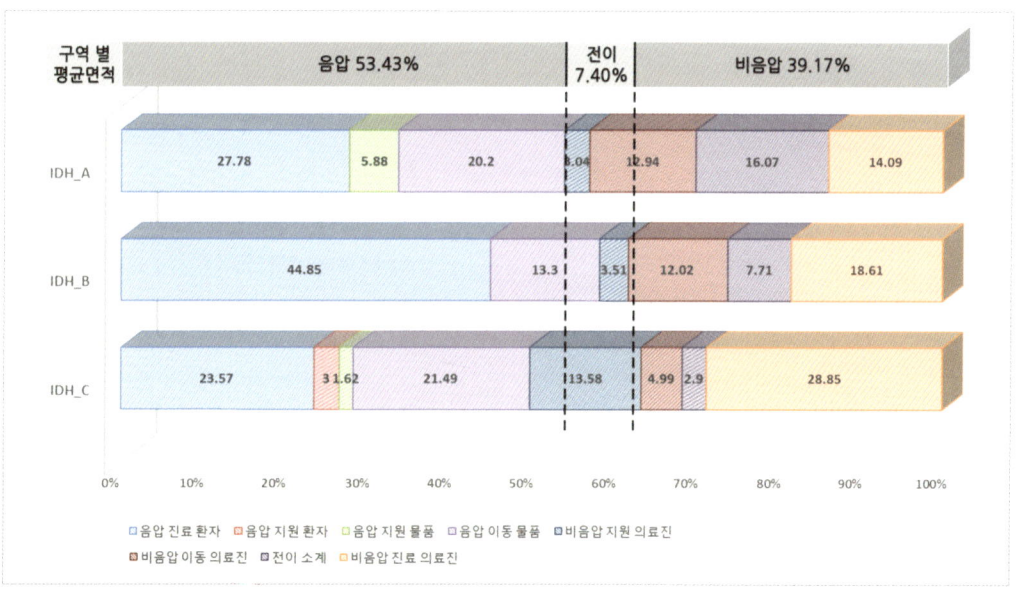

그림 4-7. 영상의학부 구역·영역별 면적비율

표 4-29. 진단검사의학부 및 해부병리검사부 구역분석도

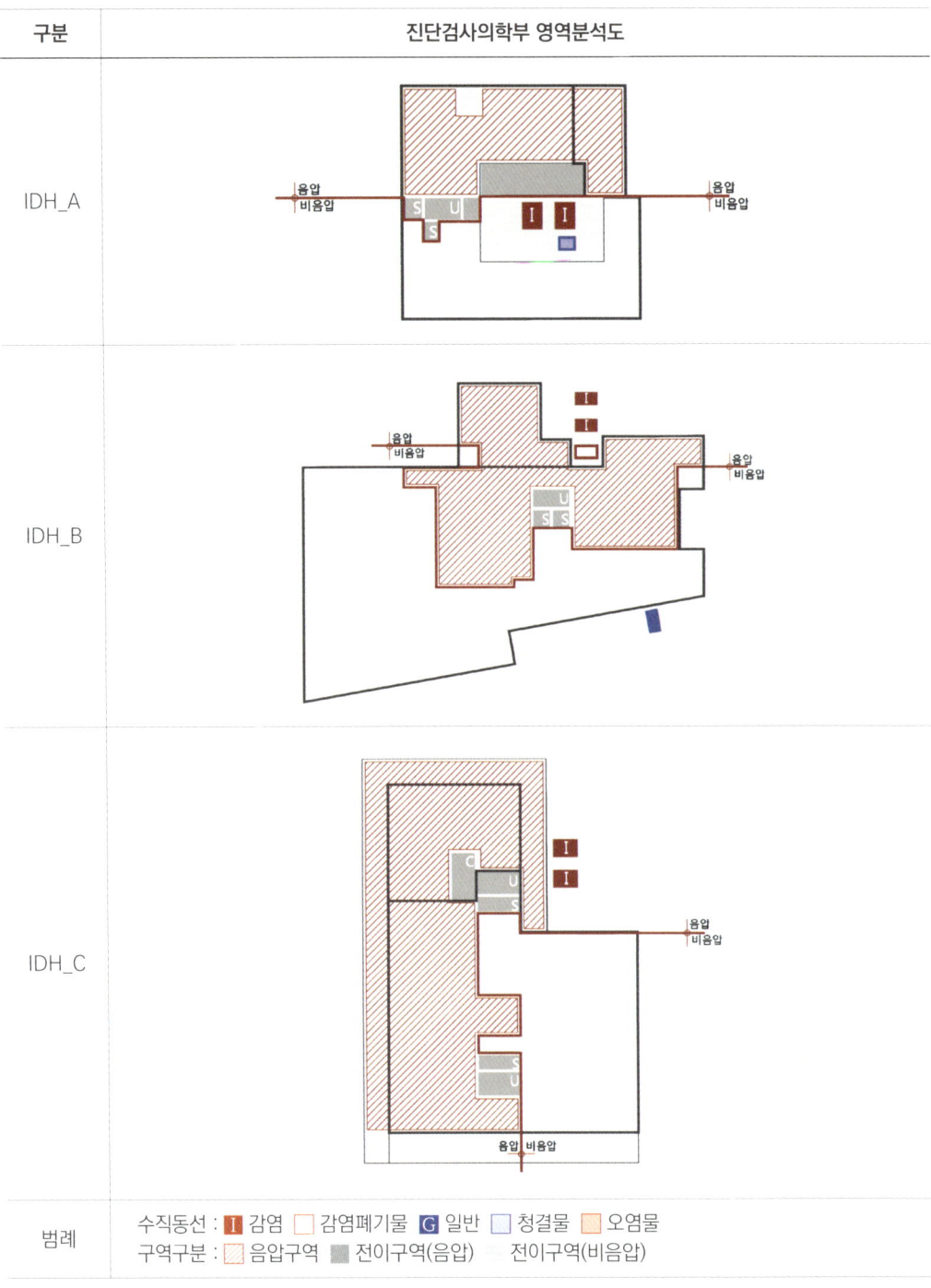

표 4-30. 진단검사의학부 및 해부병리검사부 영역 분석도

구분	진단검사의학부 및 해부병리검사부 영역 분석도
IDH_A	
IDH_B	
IDH_C	
범례	수직동선 : **I** 감염 ☐ 감염폐기물 **G** 일반 ☐ 청결물 ☐ 오염물 구역구분 : ■ 전이구역(음압) ☐ 전이구역(비음압) 진료영역 : ■ 음압실험실 ■ 일반실험실 ■ 의료진 지원영역 : ■ 음압실험실 ☐ 일반실험실 ■ 의료진 ■ 청결물 ■ 오염물 ■ 환자가족

표 4-31. 진단검사의학부 및 해부병리검사부 대상별 동선분석도

구분	진단검사의학부 및 해부병리검사부 대상별 동선분석도
IDH_A	
IDH_B	
IDH_C	
범례	의료진　청결물　오염물

표 4-32. 진단검사의학부 및 해부병리검사부 영역별 소요공간의 면적구성 및 비율

(단위: 면적㎡, 비율%)

영역구분			IDH_A		IDH_B		IDH_C		평균	
	구역		면적	비율	면적	비율	면적	비율	면적	비율
음압	검사구역 BSL3	진료	92.41	28.68	149.74	22.72	89.78	14.48	110.64	20.73
		지원					47.56	7.67	15.85	2.97
		소계	92.41	28.68	149.74	22.72	137.34	22.15	126.50	23.70
	부검구역	진료	38.39	11.91	22.18	3.37	60.83	9.81	40.47	7.59
		지원	15.40	4.78	24.68	3.75	40.04	6.46	26.71	5.00
		소계	53.79	16.69	46.86	7.12	100.87	16.27	67.17	12.59
	지원		9.08	2.82	18.65	2.83	33.48	5.40	20.40	3.82
	이동		12.91	4.01	73.16	11.10	65.18	10.52	50.42	9.45
	합계		168.19	52.20	288.41	43.77	336.87	54.34	264.49	49.56
전이	출입		23.20	7.20	38.17	5.79	66.45	10.72	42.61	7.98
비음압	검사구역 BSL2	진료	114.59	35.56	102.58	15.57	153.00	24.68	123.39	23.12
		지원	16.25	5.04	128.89	19.56	63.60	10.26	69.58	13.04
		소계	130.84	40.60	231.47	35.13	216.60	34.94	192.97	36.16
	부검구역	지원			16.40	2.48			5.47	1.02
	이동				84.56	12.83			28.19	5.28
	합계		130.84	40.60	332.43	50.44	216.60	34.94	226.62	42.46
총계			322.23	100.00	659.01	100.00	619.92	100.00	533.72	100.00

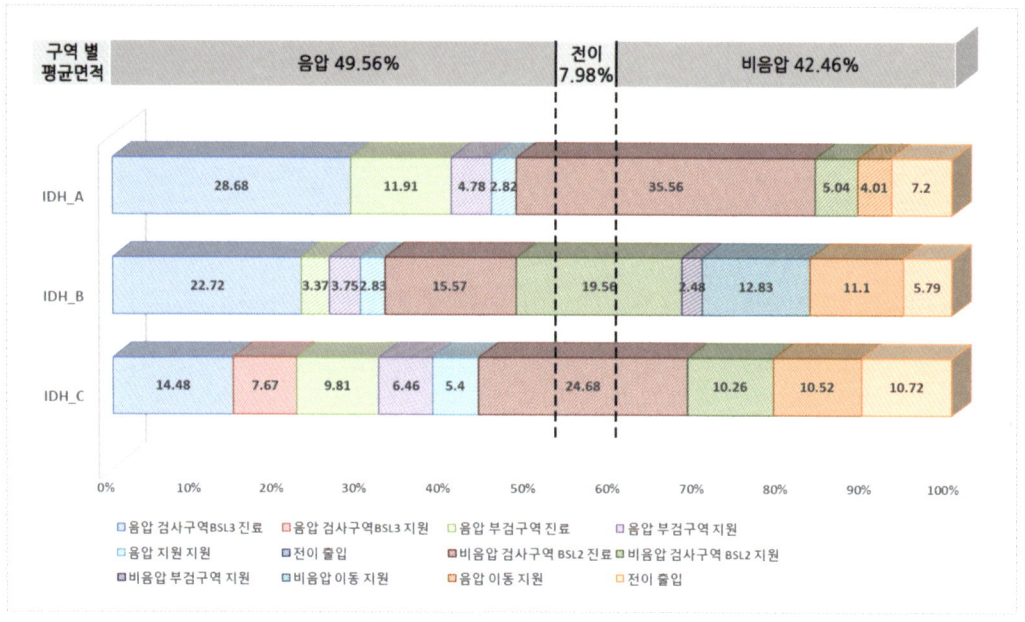

그림 4-8. 진단검사의학부 및 해부병리검사부 구역·영역별 면적비율

중앙공급부문

중앙공급부
소독부

표 4-33. 중앙공급부 분석도

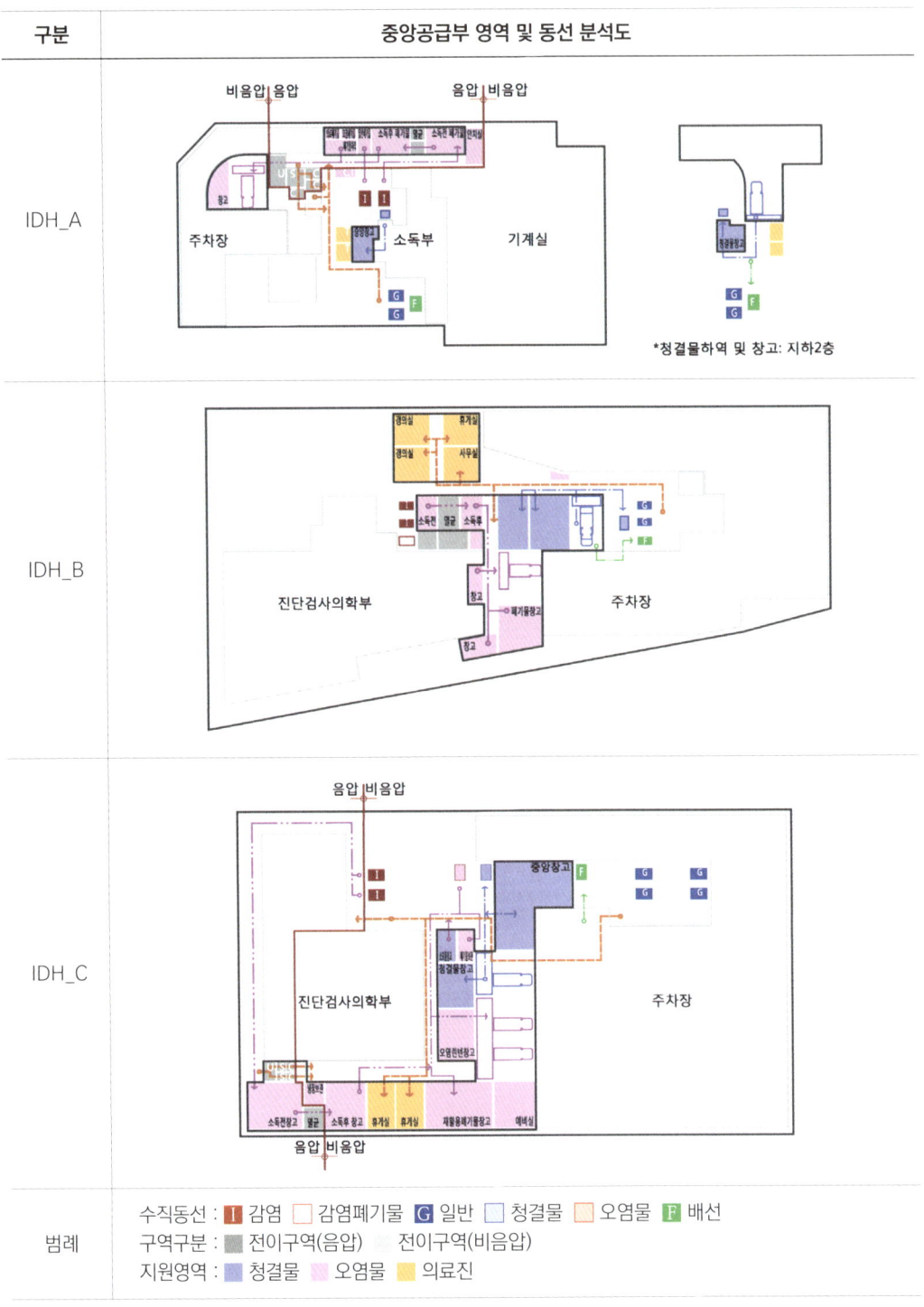

표 4-34. 소독부 영역 및 동선 분석도

구분	소독부 영역 및 동선 분석도
IDH_A	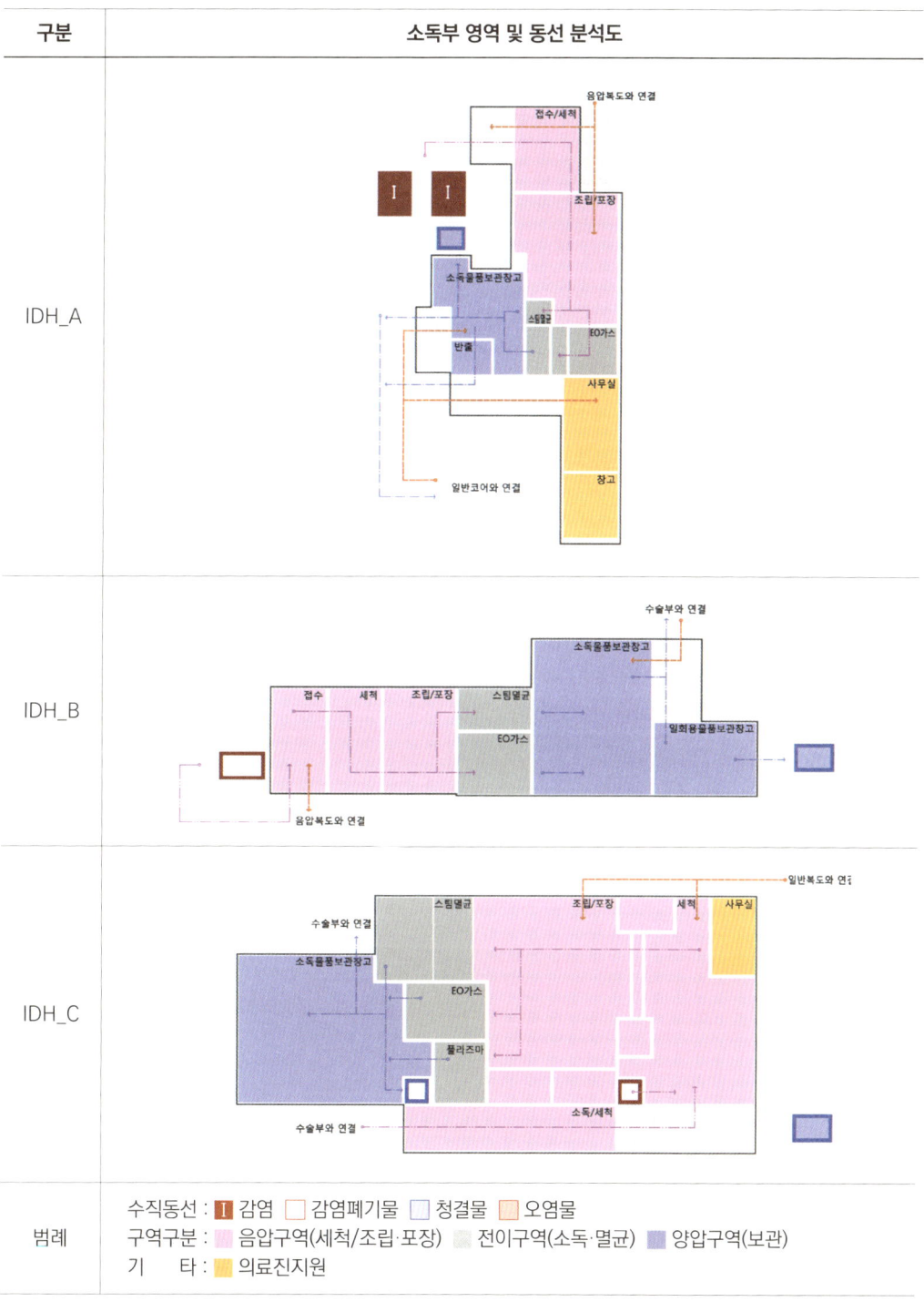
IDH_B	
IDH_C	
범례	수직동선: I 감염 ☐ 감염폐기물 ☐ 청결물 ☐ 오염물 구역구분: ☐ 음압구역(세척/조립·포장) ☐ 전이구역(소독·멸균) ☐ 양압구역(보관) 기 타: ☐ 의료진지원

Infection
Isolation of Transmission Route

Healthcare
Based on User Behavior

Architecture
For Safety, Efficiency, Stability

감염병전문병원

초판 1쇄 발행 2024년 12월 30일

지은이 이주랑
펴낸이 김병호
편집 및 디자인 프로그래시브
펴낸곳 주식회사 바른북스

© 이주랑 2024

ISBN 979-11-7263-900-6(93540)
값 32,000원

발행처 주식회사 바른북스
출판등록 2019년 4월 3일 제 2019-000040호
주소 서울시 성동구 연무장5길 9-16, 301호 (성수동2가, 블루스톤타워)
전화 070-7857-9719 | **팩스** 070-7610-9820
이메일 barunbooks21@naver.com | **홈페이지** www.barunbooks.com

* 이 책은 저작권법에 따라 보호를 받는 저작물이므로 무단전재 및 복제를 금지하며,
  이 책 내용의 전부 및 일부를 이용하려면 반드시 저작권자와 도서출판 바른북스의 서면동의를 받아야 합니다.